「自律神経」が整うと、全身が健康になる！

「夜、ぐっすりと眠れるようになりました」
「突然の目まいがなくなり、仕事をやめずにすみそうです」
「疲れが翌日に残らないので、休日が楽しみになりました」

これは、わたしの治療院の患者さんから届いた「喜びの声」の、ほんの一部です。

わたしの治療院には、「目」や「耳」にトラブルがある患者さんがたくさん来院します。
そして、治療をした患者さんからは

「視力が改善した」
「耳が聞こえるようになった」

と喜ばれています。

しかし、「目」や「耳」を治療すると、なぜか

「肩こりがなくなった」
「お通じがよくなった」

といった体のほかの部分の不調や、

「ふさぎこんでいた気分がよくなった」
「将来の夢ができた」

など、心のモヤモヤがスッキリ晴れたという方が、続出するようになったのです。

「目」や「耳」の治療をしただけで、なぜこうした奇跡のようなことが起きるのか。

それは、**目や耳の治療を通じて「自律神経」を整えたからです。**

自律神経を整えることで、目や耳だけでなく、体全体、そして心の悩みまでもが解決してしまうのです。

自律神経が人生のパフォーマンスを決めている

自律神経とは、簡単にいうと、私たちの体や心の状態を調整する、重要な神経のこと。

心拍数を増やすか、減らすか。

胃腸の働きを活発にするか、抑えるか。

気分を高めるか、落ち着かせるか。

こうしたこと、すべてをコントロールするため、24時間働き続けているのが、自律神経です。

自律神経が乱れると、「これ」といった、病気にかかっていなくても、

「のどがつかえる」
「胃が痛い」
「胸焼けがする」
「下痢や便秘をする」
「めまいがする」
「疲れやすい」
「よく眠れない」

などの症状があらわれ、体調が悪くなります。

また、

「集中できない」
「やる気が出ない」
「ちょっとしたことで落ち込む」

など、気持ちが安定せずに、「ここ一番！」というがんばりどころで、力が発揮できなかったりします。

現代では、ほとんどの人が、「そんなことある、ある！」と、思い当たるのではないでしょうか。

原因不明の体調不良がなくなる。

前日の疲れを持ち越さず、朝はスッキリと目が覚めて、家事や仕事をスイスイこなせるようになる。

また、無理やりモチベーションを上げようとしなくても、やる気にあふれ、やるべきことが楽しくできる。

そうなれば、人生のパフォーマンスは、数倍どころか、数十倍、ひょっとしたら、数百倍にもアップするかもしれません。


そのカギを握っているのが「**自律神経**」なのです。

「自律神経の乱れ」は、対症療法では治らない

私たちは、目の悩みがあれば眼科、耳の悩みは耳鼻科に行きます。

じんましんが出れば皮膚科に行きますし、虫歯になれば歯科医院に通います。

西洋医学では、こうして、体のパーツ別に治療を行います。

目が悪いときは眼科で、また、耳が悪いときは耳鼻科に行って、問題が解決すれば、それでいいでしょう。

でも、専門医の診察を受けたにもかかわらず、原因がわからず、トラブルが解決しないことも少なくありません。

そんなときは、

「ストレスが原因ですね」
「よく寝て体を休めてください」
「運動を心がけましょう」

などと言われて、治療が終わってしまいがちです。

そして「それじゃ解決しない！」と、いくつもの医者に駆けこんでも、同じことをいわれるばかり。

「どうしたらいいの!?」

と、困ってしまう場合の多くが、自律神経が乱れているときです。

自律神経に問題があって起きる症状は、パーツ別に治療をしようとしても、なかなかうまくいきません。

そのため、西洋医学では対応しづらいので、「ストレス」「睡眠」「運動」など、一般的に「健康になる」と思われる要素を、解決策として並べるだけになってしまうのです。

しかし、私が治療のベースとしている中医学では「体の不調をパーツ別に治す」という考えはありません。

体の特定の部分に問題が起きているとしても、必ず、その根本原因を探ります。

そして、そのうえで、治療を行っていくのです。

自律神経の乱れは「だ液不足」に現れる

私が治療のベースにしている中医学では、問診の際に必ず口の中を見ます。

なぜなら、口の中をつぶさに観察すると、自律神経が整っているかどうかがわかりやすいからです。

口の中の、何を見ているのかというのと、一番は「だ液の量」です。

だ液の量が十分あれば、自律神経は乱れが少ないといえます。

一方で、だ液の量が少ない方は、自律神経が乱れがちといえるのです。

50代で、企業の幹部を務めている男性が、

「目が疲れて、しょぼしょぼするし、見えづらくなった」

という訴えで来院しました。

問診を行い、口を診ると、とても乾燥しドライマウスといえる状態でした。

私は、その時点で
「この人は、相当、自律神経が乱れているな」

と思いました。

自律神経が乱れると、だ液の分泌を促す副交感神経がうまく働かなくなります。

結果として、だ液の分泌が少なくなり、口の中が乾燥するのです。

さらに私は、口の中を診ながら、ほかにも、歯肉の腫れがないか、口内炎がないか、ほっぺたを噛んだあとがないかなど、だ液が少ないことで起きてくる症状がないかをチェックします。

これは、就寝中に、だ液が十分かどうかをチェックするためです。

この男性は歯肉が全体的に腫れ気味で、口内炎も数か所にありました。

つまり、この男性の自律神経は、寝ている間に活発になるはずの副交感神経が、あまり優勢になっていなかったのです。

「だ液」が増えれば免疫力がアップする

現代人は、四六時中、テレビやスマホ、パソコンなどの画面を見つめることにより視神経を酷使しています。

また、メールや携帯電話によって24時間、いつでもコミュニケーションが取れるようになったことで、常に仕事に追われる状態に陥ってしまう方が増えています。

それだけではありません。本来であれば体と心を休めるはずの〝睡眠中〟でさえも、先の男性のように、リラックスできずに神経が十分に休まらないまま朝を迎えてしまう人が増えているのです。


私は「目」と「耳」の不調を改善する治療院を運営しています。

目や耳の働きも自律神経に支配されています。

そして、目や耳は、繊細な働きを担う器官のため、自律神経の影響を真っ先に受けやすいパーツなのです。

そのため、私は、「目」や「耳」の治療には必ず、自律神経を整えるトレーニングを指導しています。

本書では、私が治療院で教えている、
中医学をもとに西洋医学のエッセンスも加えた、
自律神経を整えるエクササイズをご紹介しています。

また、だ液にフォーカスして、分泌を促すエクササイズも加えています。

なぜなら、だ液をたくさん分泌することは、自律神経を整えるように働きかけることであり、さらにだ液の持つ、さまざまな恩恵を受けながら免疫力をアップすることにつながるからです。

だ液をたっぷり分泌して、自律神経を整えながら、カラダ全体が健康になる。

簡単なエクササイズで、それが叶います。

「ぐっすり寝た気がしない」

「疲れが取れない」

「やるべきことに集中できない」

など、どうやって改善したらいいかわからない悩みを持つ人ほど、試してみてほしいと思っています。

目次

第4章 自律神経を整えるエクササイズ

第5章 今すぐ始めよう！ だ液を増やす生活 135

第1章

「だ液」はあなたの最大のガードマン

だ液は健康のためにせっせと働いている

皆さんは、

「だ液の働きとは？」

と聞かれたら、まず何を思い浮かべるでしょう。

多くの人は、「ものを食べるときに必要？」と考えるはずです。

もちろん、これは正解で、だ液の大きな役割の一つは、食べものの消化を助けることです。

【1】消化作用

「消化作用」は、だ液の最も代表的な働きのひとつです。

健康のためには、「よく噛んで食べましょう」と、いわれています。

でも、なぜ、食べものをよくかむことが、カラダにいいのでしょうか。

よくかむことには、まず、食べものを「小さく細かくして飲み込みやすくする」という目的があります。

そして、かむことには、もう一つ大事な意味があります。

それは、だ液の分泌が促されることです。

私たちのカラダでは、食べものを口に入れた瞬間から、次のメカニズムが働き始めます。

①口の中に入った「食べものをかみ砕く」という動きから、脳に刺激が伝わります。
②刺激を受けた脳が、「だ液を出しなさい」という指令を出します。
③口の中にだ液がじゅわ〜っとあふれ出てきます。
このだ液には、「アミラーゼ」という消化酵素が含まれています。
④アミラーゼが、デンプン質を分解・消化します。
⑤食べものが胃に送られると、胃で消化酵素「ペプシン」や胃酸が分泌され、タンパク質を消化します。

口の中に入れた食べものを、どれだけ一生懸命噛み砕いても、だ液がなければ、喉につまらせてしまうかもしれません。

また、だ液に含まれるアミラーゼがなければ、デンプン質の分解、消化ができず、胃や腸に大きな負担がかかります。

忙しさにかまけて食事は超特急、ろくすっぽ噛まずに飲み込むようにして食べたら、食後に胃やお腹が痛くなってしまった……という経験をされたことがある人もおられるのではないでしょうか。

「だ液」の働き

①消化作用

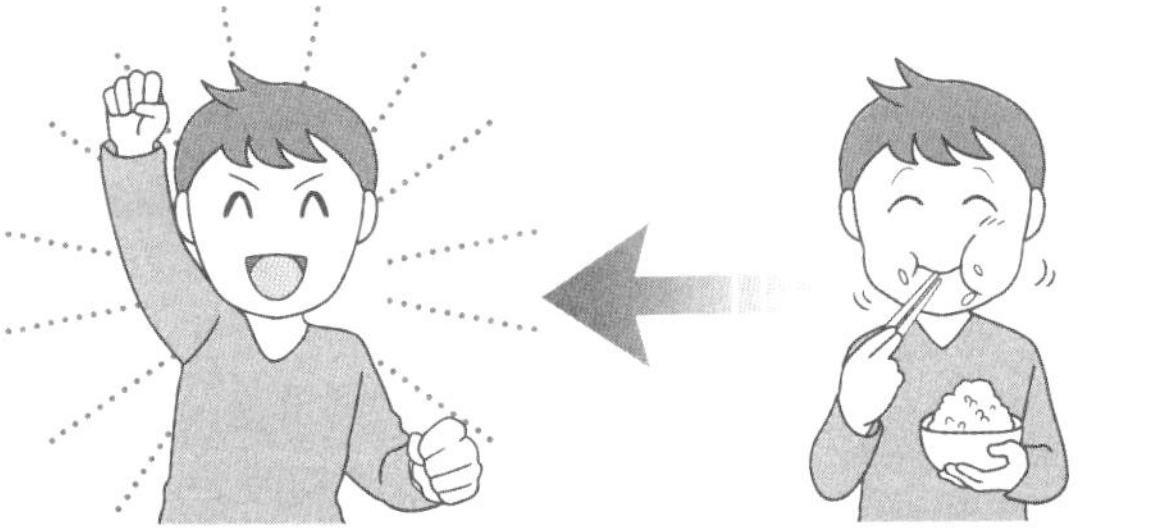

胃腸の働きを助ける

・食べものを飲みこみやすくする
・「アミラーゼ」でデンプンを分解

②口の中の環境を整える

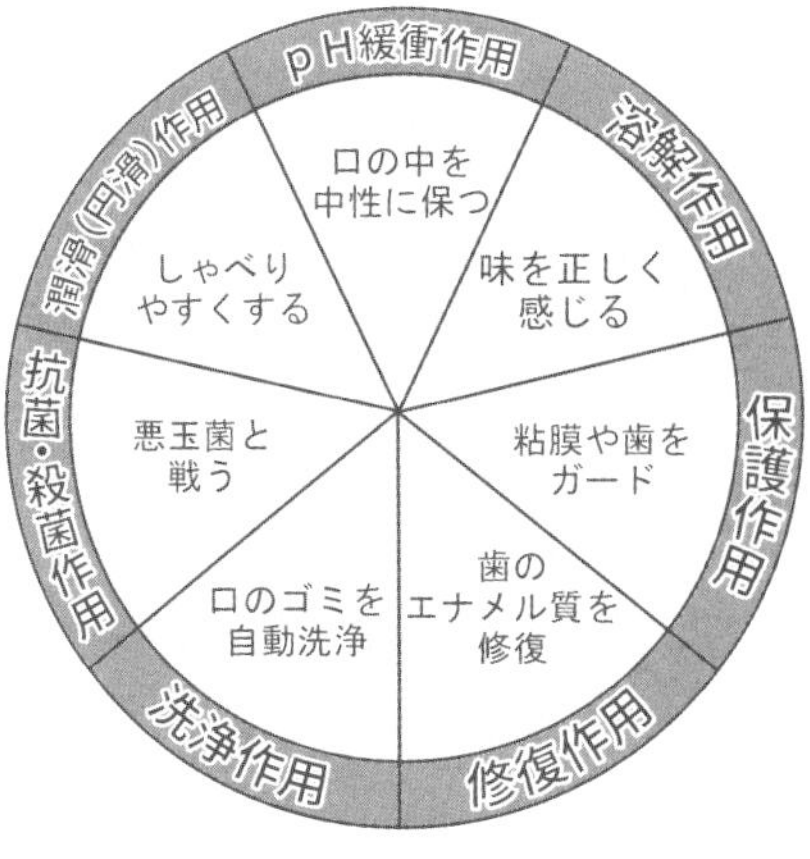

こうして、口から取り入れた食べものは、だ液の助けを借りて、カラダの中で消化、吸収され、栄養として活用される形になっていくのです。

[2]口の中の環境を整える

だ液には、「消化作用」以外に、もう一つ、大きな役割があります。それは、「口の中の環境を整える」という仕事です。

だ液は、口の中の環境を整えながら、カラダ全体の健康に働きかけているのです。どうやって、お口の環境を整えているのか、一つ一つを簡単に見ていきましょう。

①溶解作用：食べもののおいしさを引き出す

だ液に溶け込んだ味物質が、舌などにある、「味蕾《みらい》」と呼ばれる味を感じる器官（味覚受容器）に届けられることで、私たちは味を感じます。

味覚を正常に感じることができれば、食べものを口に入れる段階で、カラダに悪いものを見分けることができます。

たとえば、通常は酸っぱくないはずのものに酸味を感じて「あ、これは傷みかけているから食べるのはやめよう」と判断し、食中毒などを未然に防ぐことができるのです。

②保護作用：口の中の粘膜や歯をガードする

口の中は、粘膜というやわらかい組織でおおわれています。

熱いものや冷たいもの、辛い唐辛子やわさびなどの刺激物、炭酸や酸などの化学的刺激のあるもの、固い食べ物や魚の骨などはみな、デリケートな粘膜にとっては「凶器」になり得ます。

こうした凶器からの防御壁となっているのが、だ液なのです。

③修復作用：溶解した歯のエナメル質を修復する（再石灰化）

歯の表面は、大理石と同じくらいに硬くて丈夫なエナメル質という物質でコーティングされています。

しかし、このエナメル質は、食品中に含まれる酸や、虫歯菌がつくりだした酸にきわめて弱いという性質があり、酸に触れると、エナメル質が溶けてしまいます。

これを、専門的な言葉では「脱灰《だっかい》」といいます。

こうして、脱灰が起きて歯の表面が溶けないよう、だ液の成分からつくられる薄い透明の被膜が歯の表面をカバーし、酸の攻撃から歯を守ってくれるのです。

また、たとえ口の中で脱灰が起きても、だ液があればリン酸やカルシウム分を補充して、エナメル質の主成分である、アパタイトを修復してくれます。

この作用を「再石灰化」といいます。

再石灰化は、私たちの口の中で毎食後、知らない間に、自然に起きている現象です。

しかし、だ液が少ないと、この修復作業も思うように進みません。

虫歯菌が酸をつくり出しエナメル質を溶かしてしまう勢いに、だ液による修復作業が追い付かなくなれば、虫歯の進行は止められなくなってしまうのです。

④洗浄作用：口の中をキレイに自動洗浄

何かを食べれば、必ず食べかすが口の中に残ります。

お茶などの飲みものと一緒に食べものを飲み込んだとしても、自分では知覚できない、細かいゴミが、歯の表面や隙間、口の中の粘膜、舌の表面に付着して残ります。

また、そもそもお茶などの飲みもの自体にも、さまざまな物質が溶け込んでいます。「ごくん」と飲み込んだときに、これらの物質、成分すべてが、カラダの中に流れていくわけではないのです。

たとえば、お茶に含まれるタンニンや飲み物に含まれる糖分など、これらの一部はどうしても口の中の粘膜や、歯や舌の表面に残ってしまいます。

歯にタンニンが長い時間付着したままだと、歯の変色につながりますし、糖分は虫歯菌のエサとなります。

また、長時間付着したままのゴミはそのうち腐敗してきて、口臭の原因となります。

もちろん、食べたらすぐ、歯磨きなどをすればいいのですが、誰もが、いつも、しっかり汚れを取り除くことができる環境にあるとは限りません。

そんな忙しいあなたに代わって、自動食器洗い機のように、口の中で、粘膜や歯の葉面・隙間からゴミや汚れを洗い流してくれるのが、だ液なのです。

⑤抗菌・殺菌作用：5000億の細菌と戦う

大人の口の中に生息している細菌は、およそ300～700種あるといわれています。口の中には、それら数百種の細菌が、よく歯を磨く人でも1000億～2000億個、あまり歯を磨かない人だと4000億～6000億個、ほとんど歯を磨かない人ではなんと、1兆個も棲みついているといいます。


細菌のなかには、人間が生きていくために必要な、よい働きをする〝善玉菌〟もあります。でも、口の中のトラブルや、全身の病気や不調の原因になる〝悪玉菌〟も少なくありません。

だ液に含まれる「リゾチーム」や「ラクトフェリン」などの抗菌物質が、こうした悪玉菌をできる限り撲滅し、むやみやたらと繁殖しないように、あなたの口の中で秘かに戦い続けているのです。

⑥ｐＨ緩衝作用：口の中のｐＨ（酸性度）を適正値に保つ

口の中は、通常、ｐＨ６・７（弱酸性）前後〜７・０（中性）に保たれています。ところが、口の中に食べものが入ってくると、一時的に酸性に傾きます。ことに、酸を含む食品を食べると、より酸性の度合いは大きくなります。

しかし、だ液がそれを即座に「中和」して、適正値に戻してくれるのです。

⑦潤滑（円滑）作用：食べ物の飲み込みや会話をスムーズにする

だ液の水分と、だ液に粘性を与える成分「ムチン」があることによって、私たちが意識することなく、自然にスムーズにやってのけていることがあります。

それは、

・食べ物を飲み込むこと

・しゃべること（発音すること）

です。

水分やムチンは、お口の中に必要なうるおい成分。

これらがなければ、食べたものを適度に柔らかく溶かすこともできず、どんなに小さく噛み砕いても、うまく喉を通りません。


また、朝起きてすぐは、「口が渇いてしゃべりにくい」と感じたことのある方も少なくないのではないでしょうか。

睡眠中は、どんな人でも、起きているときよりだ液の分泌量が減少します。

だ液に含まれるムチンは、唇や舌、歯や口の中の粘膜の動きを絶妙にコントロールして、発声や発音をスムーズにする働きがあるため、目が覚めたばかりのときは、話がしづらいことがあるのです。

だ液と免疫のふか〜い関係とは?

普段、私たちは、だ液がそこにあることを、意識することはあまりないかもしれません。でも、だ液は、知らず知らずのうちに、口の中の環境を整え、カラダを健康に導いてくれています。

さらに**だ液は、免疫力にも深く関わっています。**

近年、「健康になるには免疫力」「免疫力が落ちると病気になる」などといわれ、元気であり続けるためには、免疫力が欠かせないと話題になっています。

でも、「免疫力って、なに?」といわれると、「うまく説明できない」という人も多いのではないでしょうか。

ここで、まず免疫力についてご説明しましょう。

私は、免疫力とは「**自然治癒力**を支える機能すべて」を指している言葉だと考えています。

人間は、誰でも、生きている限り、自然治癒力をカラダに備えています。

自然治癒力とは、生きる力、そのものです。

自然治癒力がなければ、傷ができても元に戻らず、たとえ、病気になって手術をしたとしても、取り除いた部分はそのまま、傷口はふさがらず、回復することはないのです。


その自然治癒力は、3つの大きな機能から成り立っています。

①ホメオスタシス

カラダの状態を一定に保つ機能。

暑くなれば、汗をかいて体温を下げる、寒くなったらカラダをブルブル震わせて熱を発生し体温を上げるなどを行います。

それ以外にも、カラダを維持するために、空腹感や喉の渇きを感じさせたりもします。

②自己再生機能

傷を負って細胞が壊れても、元に戻ろうとする機能。

③自己防衛機能

細菌やウイルスなどと戦う機能。

免疫力というとき、この「③自己防衛機能」だけを指すこともよくあります。
しかし、守る力が衰えると、再生する力や、維持する力も衰えるといわれています。
そのため、**免疫力は、自然治癒力の主役だということができるのです。**

また、中医学（中国医学）を含む、東洋医学では、自然治癒力を高める治療を根本にしています。

そのため、私は、視力が衰えた患者さんに、目以外の治療をするときや、耳が聞こえづらくなった患者さんに、耳以外の治療をするときに「なぜ、ほかのパーツの治療をするのか」を、わかりやすく説明するために、「免疫力を高める」という言葉を使うことがあります。

したがって本書では、①～③をすべてひっくるめて、

「健康であり続けるための機能」

を免疫力と呼びたいと考えます。

免疫力にはさまざまな働きがあり、「自己防衛機能」だけを例にとっても、たくさんの種類があります。

たとえば、白血球の60％を占める顆粒球は、細菌を丸ごと飲み込んで消化します。

また、食細胞は異物を取り込んで分解しますし、ＮＫ細胞は、血液やリンパの中を

徘徊して、ウイルスやがん細胞を殺します。

これまでは、こうした、たくさんの免疫の機能がどう働いているか、調べるには血液検査しかありませんでした。

そして、調べる項目が多く、時間がかかるのが難点だったのです。

ところが、近年、

「だ液を調べるだけで、今の免疫力がどのくらいかわかる」

という研究結果が信州大学により発表されました。


この研究によると、口の中にいる常在菌の一つである、カンジダ菌の数と免疫力には相関関係があることがわかったそうです。

カンジダ菌は、誰の口の中にもいる常在菌ですが、免疫力が衰えると繁殖しやすくなります。

つまり、カンジダ菌の数が少なければ免疫力が高く、多くなると、カラダの抵抗力が低下し、免疫力が低い状態にあるということがいえるのです。

口の中にひっそりと佇むだ液は、あなたの免疫力が今、絶好調か、それとも弱り切っているかを示す、バロメーターでもあるのです。

だ液はカラダの「酸化度合い」も表してくれる

人間の免疫力は、体内環境がよい状態に整っていないと、きちんとその力を発揮しにくくなります。

免疫が働きやすい環境とは、ズバリ、体内に活性酸素が少ない状態のことです。

私たちは呼吸をして、常にカラダに酸素を取り込んでいます。

酸素を利用して代謝が行われる過程で発生するのが、活性酸素です。

活性酸素にはそもそも、免疫の一部として、体内に侵入した細菌などを攻撃する働きがあります。

しかし、紫外線やタバコ、ストレスや食品添加物の摂取などが原因で、活性酸素が増えすぎると、体内の細胞を酸化させ、老化やさまざまな病気を引き起こします。

私たちのカラダが、どのくらい「酸化」しているのか。

それも、実は、だ液が教えてくれるのです。

コットンを一定時間、口に含み、そこに染み込んだだ液を測定するだけで、だ液の酸化と還元の電位の差を正確に測定できる機器が、日本の小児科医らによって開発されました。

この機械は、これまで、食べものの影響を受けやすく、測定が難しかっただ液の酸化と還元の電位を測ることを可能にし、厚生労働省によって、医療機器として認可されています。

実際に現れる数値を見ると、プラス50ミリボルトを超える場合は、酸化力が高く、体調が損なわれている可能性が高いそうです。

また、反対に、マイナス50ミリボルトともなれば、還元力が強く、健康であるといえるのだそうです。

子どもや小学生は、マイナスの数値が多く、高くてもプラス20ミリボルトくらいまでが標準で、プラス50ミリボルトにもなると、かなり具合が悪いと考えられます。

また、大人でも、プラス70ミリボルトなどの高い数値が続く場合は、表面的に健康に見えても、隠れた病気が発見されることが少なくないのだそうです。

だ液で免疫力が強力にパワーアップする理由

だ液は、今のあなたの「免疫」や「酸化」の状態を教えてくれるだけではありません。

だ液自体も、私たちをさまざまな敵から防衛し、免疫力を高めてくれているのです。

「だ液」が免疫力を上げる理由

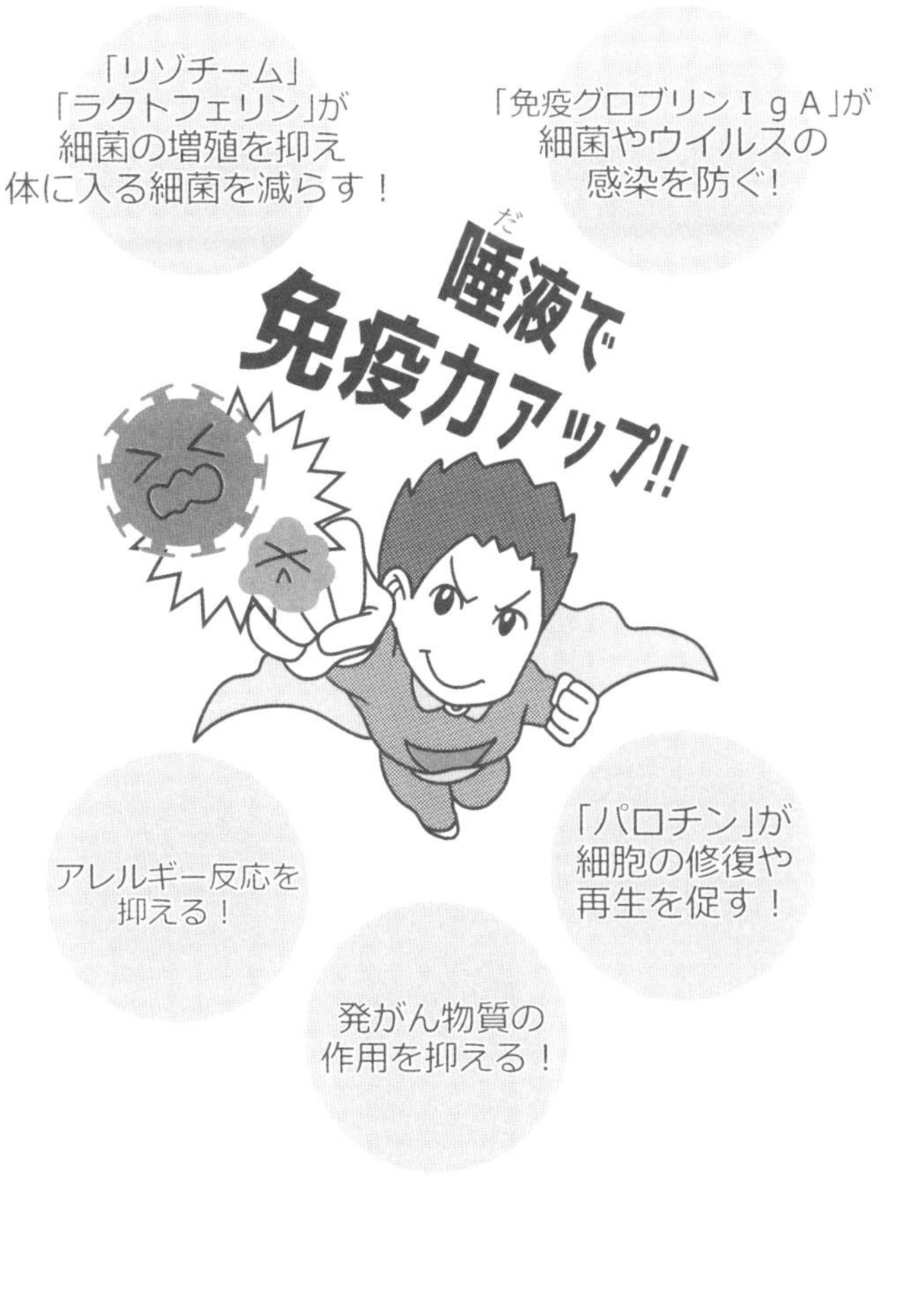
「リゾチーム」
「ラクトフェリン」が
細菌の増殖を抑え
体に入る細菌を減らす！
「免疫グロブリンＩｇＡ」が
細菌やウイルスの
感染を防ぐ！
唾《だ》液で
免疫力アップ!!
アレルギー反応を
抑える！
「パロチン」が
細胞の修復や
再生を促す！
発がん物質の
作用を抑える！

いったい、どんな働きで、だ液が免疫力をパワーアップしているのか、ご説明しましょう。

①細菌の増殖を抑える

「口の中の環境を整える」作用の5番目に紹介した、「抗菌、殺菌作用」は、口の中だけでなく、カラダ全体の免疫をアップすることにつながります。

だ液に含まれる「リゾチーム」や「ラクトフェリン」などの抗菌物質は、口を目指してやってきた細菌の増殖を抑えます。そして、体内に入る細菌を減らし、病気になりにくくしてくれるのです。

②喉からのウイルスの侵入をガード

だ液に含まれる「免疫グロブリンＩｇＡ」という免疫物質は、外から入ってくる細菌やウイルスにいち早く反応して、感染を防ぐ働きをします。

また、だ液によって口や喉の潤いが保たれていれば、乾燥しているところが好きな、風邪やインフルエンザのウイルスに感染しにくくなります。

③アレルギー性疾患の予防

食物アレルギーをはじめとした一般的なアレルギーは、外部からの異物（＝抗原）が体内に入っていたときに、それらを排除するために体内で抗体がつくられ、この抗体が抗原に対して過剰に反応することで起こります。

しかし、よく噛んでだ液をしっかり出し、食べたものの消化が促されることによって、この抗体の反応が緩やかになったり、抑制されたりする、つまり、アレルギー反応の発症を予防したり抑制したりできることがわかっています。

④がんを予防する

発がん物質である食品添加物や、活性酸素の「毒消し」をする「ラクトペルオキシダーゼ」という酵素がだ液には含まれています。

また、だ液中の「アミラーゼ」や「カタラーゼ」という酵素にも、発がん物質の作用を抑える効果があることがわかっています。

⑤細胞の再生を促す

成長ホルモンの一種である「パロチン」は、全身の細胞の修復や再生を促し、体内からの若返りを助けてくれます。

別名「若返りホルモン」のパロチンは、新陳代謝を活発にし、シミやシワなどのお肌の老化現象を防いだり、女性ホルモンのエストロゲンを活性化させ、コラーゲンやエラスチンといった美肌成分を増やしたりもしてくれます。

中医学では「生命の源」から湧き出るのがだ液

健康になるために、どれだけだ液が大切かということは、昔の中国の人もよく知っていました。

中医学では、人間の体内にある臓器を大まかに

「肝」
「腎」
「脾」
「心」
「肺」

の5つにわけています。

そして、その中で、生命を維持するエネルギーを蓄える「腎」によって、だ液はコントロールされていると考えられています。

「腎」は、成長、発育、ホルモンの分泌、免疫などの機能を持つ、いわば「生命の泉」。

つまり、**だ液が十分に分泌されていないのは、「生命の泉」である、「腎」が弱っているということなのです。**

「腎」のエネルギーが不足すると、体内の水分や尿の調整がうまく働かなくなります。

そして、骨や筋肉の代謝が衰え、口の中の渇きや虫歯などの症状が現れます。

さらに「腎」の衰えは、脱毛、更年期障害、不妊症や精力の減退、視力や聴力の低下など、「老化」で片付けられてしまうような症状を招きます。

また、「腎」が弱くなると、その他の臓器にも影響を及ぼし、カラダの回復力や免疫力まで低下してしまうのです。

また、中医学では、口は「脾」に深く繋がっていると考えられています。

「脾」の衰えで、口に現れる症状としては、味覚の減退、舌のこわばり、だ液の減少などが起こり、消化活動に悪影響を与えます。

「脾」は、食べものを消化し、血肉に変える働きを担っています。

そのため、「脾」が弱ると、全身の細胞がエネルギー不足になり、体に不調が現れます。

そのくらい、だ液の状態というのは、健康を大きく左右する大事なものだと考えられているのです。

あなたの「ドライマウス」度をチェック！

中医学では、患者さんの今の状態を把握するために「四診」という方法を用います。

四診とは、

「望診（カラダの状態を見る）」

「聞診（声や呼吸の音を聞く）」

「問診（自覚症状や生活状態などを聞く）」

「切診（脈をみるなどカラダに触れる）」

のこと。

なかでも望診では、カラダ全体だけでなく、顔色や皮膚の状態、そしてまぶたの裏や口の中まで見て、診断をします。

そのとき私が重視する項目の一つが、だ液の量です。

だ液は、個人差はありますが、健康な大人なら、1日あたりだいたい1リットルから1・5リットル分泌されます。

これは1日に排出する尿の量とほぼ同量というのですから、驚きですね。


だ液の量が少なくなると、口臭がする、口の中が粘つく、などのほか、虫歯になりやすい、舌がひび割れるなどの症状が現れます。

また、問診で「食べものが飲み込みづらい」「味がよくわからない」と答える人も、だ液の量が不足していると考えられるでしょう。


だ液量がどのくらいだと「ドライマウス」なのかという定義は特にはありませんが、1リットルを切るようであれば、明らかにドライマウスといえます。

ただ、1日に分泌するだ液を、すべて取っておいて測るわけにはいきませんね。


そこで、**あなたのだ液の量が多いか少ないか、簡単に調べる方法をご紹介しましょう。**

だ液の量は、じっとしていて湧き出てくるだ液を測るやり方と、ガムなどを噛んでだ液腺を刺激して測る方法があります。

①安静時のだ液量の測り方

○吐《と》唾《だ》法

・椅子に座って、10分間、口の中に湧き出てきただ液をコップに出す

↓判定：10分間のだ液量が1ミリリットル以下ならドライマウスが疑われる

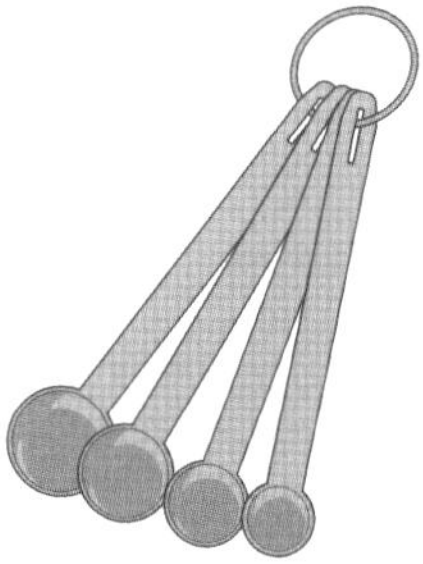

計量スプーンなど

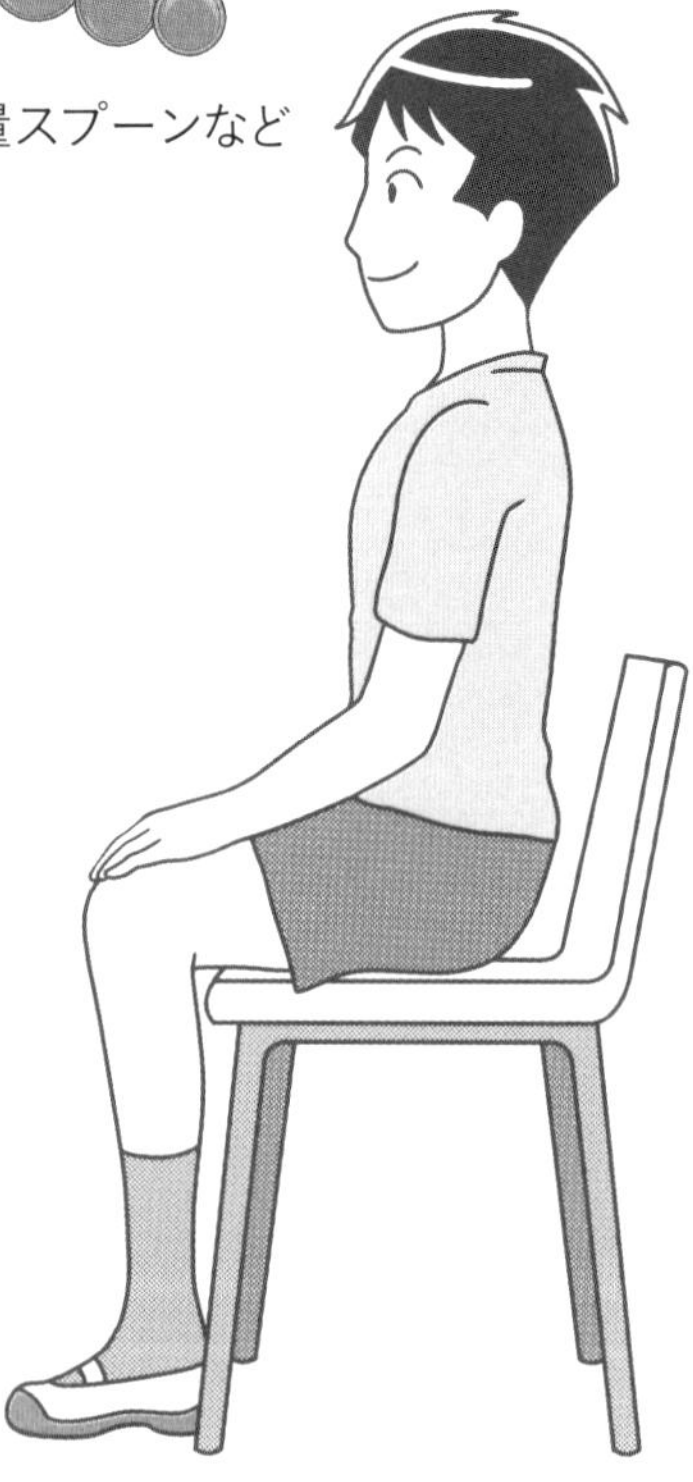

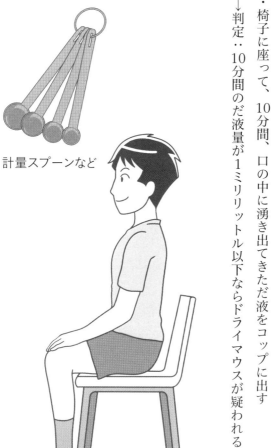

②刺激を受けたときに分泌されるだ液量の測り方

○サクソンテスト

・乾燥したガーゼを2分間噛む
・ガーゼに吸い取られただ液量を測定する
↓判定：吸い取られただ液量が2グラム以下ならドライマウスが疑われる

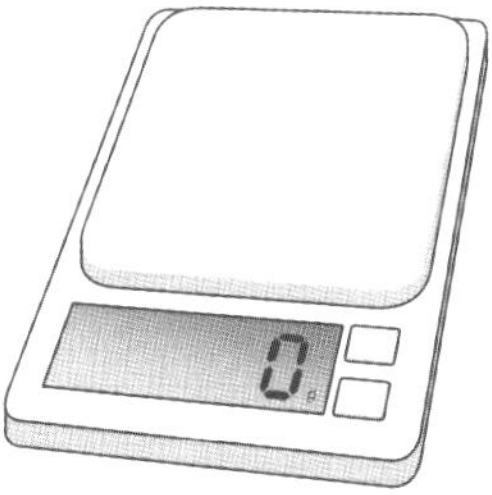

キッチンスケールなど

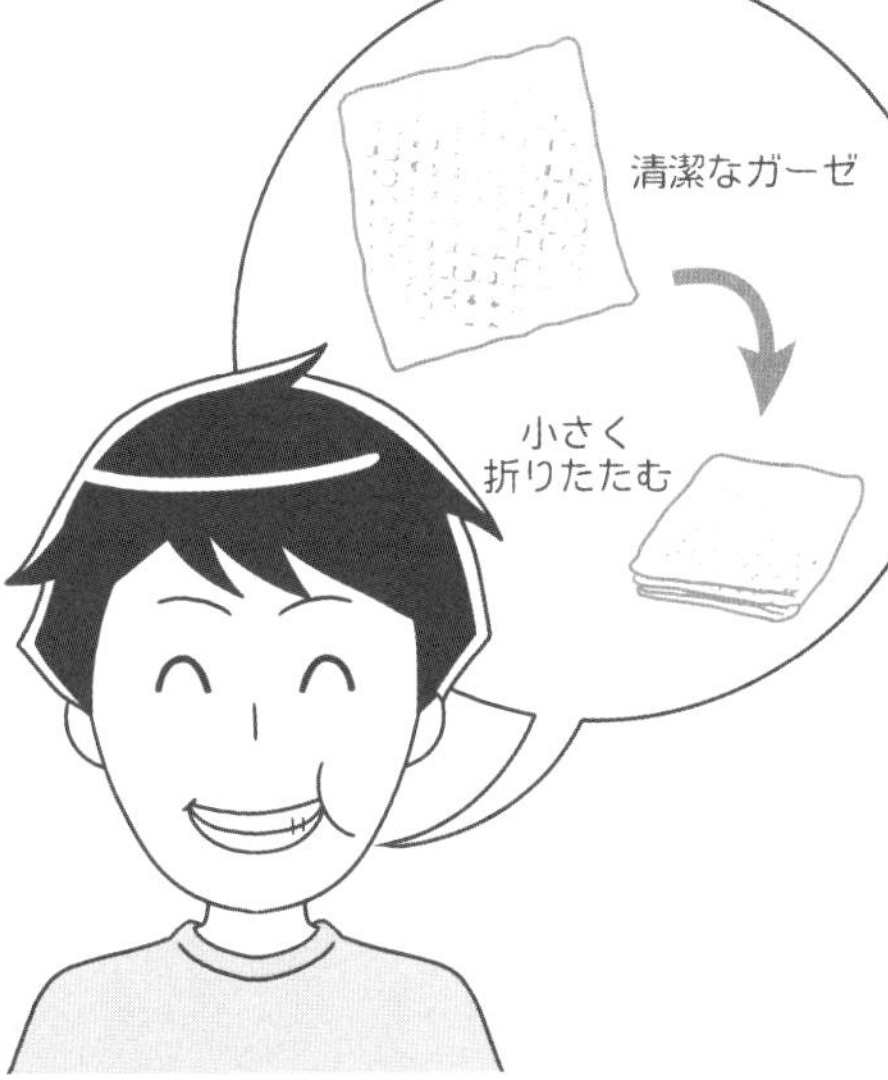

◯ガム法

・チューインガムを10分間噛む
・分泌された唾液量を測定する
↓判定：分泌された唾液量が
3ミリリットル未満…重度のドライマウス
3ミリリットル以上～7ミリリットル未満…中程度のドライマウス
7ミリリットル以上～10ミリリットル未満…軽度のドライマウス
10ミリリットル以上…正常

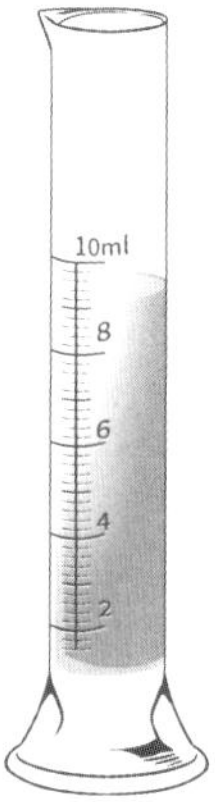

メスシリンダー、
計量カップなど

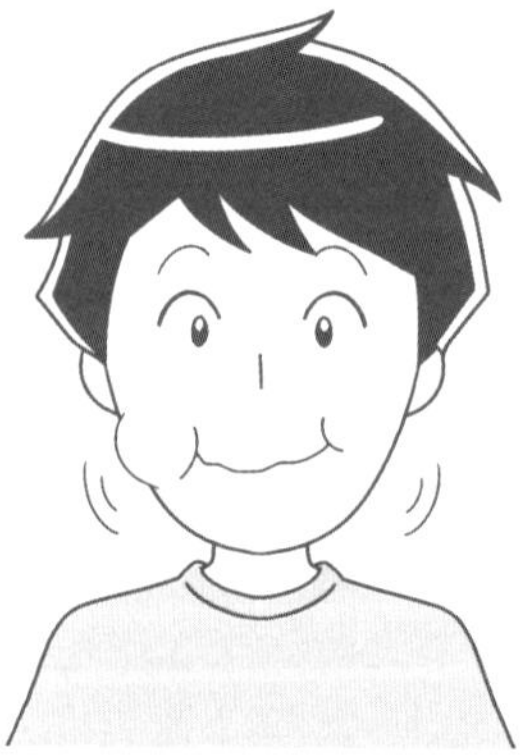

※ご参考までに…

小さい計量スプーンは、１ミリリットルから測れるものが販売されています。
また、キッチン用のスケールを使えば、０・１グラムから計測することができます。

第2章

危険！
ドライマウスは
万病のモト

だ液が減ると口の中はトラブルだらけ

口の中で、重要な任務を背負いながら、1日中働いてくれているだ液。

もしも、そのだ液が少なくなったら……。

さまざまな支障や健康問題が発生するのは、想像に難くないでしょう。

では、具体的にはどんな悪影響が出るのか、ご紹介していきましょう。

①口内炎ができやすくなる

だ液には、口の中の粘膜の保護カバーとしての役割があります。

そのため、だ液が減ると、食べ物が直接あたったり、熱い・冷たいといった温度刺激や、辛いもの、酸味の強いものの刺激をモロに受けたりして、口や舌の粘膜は、非常に傷つきやすくなります。

そのうえ、だ液が少なくなると、殺菌力、洗浄力もガクンと落ちるため、細菌がどんどん繁殖します。

こんな状態になれば、ちょっとした傷でも、細菌が感染して炎症を起こし、口内炎ができやすくなるのは、当然といえるでしょう。

②口臭が発生しやすくなる

口臭には、口の中の健康状態が大きく影響しています。

口臭のあのいや〜なにおいは、「硫化水素」と呼ばれる化合物を主成分としています。

硫化水素は、食べかすや口腔内の上皮や粘膜のかすが、細菌の働きで腐敗することによって発生します。

だ液が減少して洗浄作用が衰えると、口の中が、硫化水素が生まれる絶好の環境に整ってしまうのです。

私の治療院に、「歯を何度磨いても、口が臭う気がする」と悩む、中学校の先生が来院しました。

口臭が気になるあまり、風邪をひいていないのに、「アレルギーがあるから」とごまかして、いつもマスクをしながら授業をしていたといいます。

問診をすると、口の中は乾ききっており、ほかにも、自律神経が乱れている兆候がいくつも見られました。

そこで、まずは、自律神経を整える治療をしながら、自宅でも、簡単にできるエクササイズやツボ押しなどをしてもらったところ、3か月ほどで気にならないほどに、臭いがなくなったのです。

③虫歯の温床になる

だ液が少なくなった口の中は、まさに虫歯菌の天下となります。
順を追って、どうなるか見てみましょう。

だ液が減ることで、殺菌力や洗浄力が低下。食べかすが残り、虫歯菌が居座りやすくなる。

↓

だ液による保護作用が弱まり、無防備になった歯のエナメル質を、食べかすに含まれる酸が溶かし始める（脱灰）。

↓

口の中のｐＨ調節が効かなくなり、食事のときに口の中が酸性に傾いても中和されないので、酸による脱灰が進む。

↓

食べかすの中の糖をエサにして虫歯菌がどんどん増殖して酸を出し、脱灰が著しく進行して歯に穴があく（虫歯）。

←

虫歯の進行の勢いに、だ液によるエナメル質の修復（再石灰化）が追い付かず、虫歯の進行は「とどまるところを知らず」の様相に。

放っておけば口の中はまさに「虫歯の園」と化してしまうのです。

④歯周病になりやすくなる

歯周病は、「歯周ポケット」といわれる歯と歯肉（歯茎）の隙間に潜む、歯垢（プラーク）の中の細菌によって、歯肉に炎症が起きる病気です。

さらに悪化すると、歯を支える骨（歯槽骨）が溶かされて、しまいには歯が抜け落ちてしまいます。

日本人が歯を失う原因のトップが、実は、虫歯ではなく歯周病なのです。

歯周病の大きな要因である歯垢（プラーク）は、食べもののカスだと思っている人が少なくありません。

でも、ねっとりネバネバした歯垢（プラーク）物体の正体は、実は、「細菌のかたまり」。なんと、歯垢（プラーク）１ミリグラム中に、３００種もの細菌が数億〜10億個も存在しているといわれています。

歯周病を予防するためには、

「とにかくブラッシング」

と、いわれています。

もちろん、口内を清潔にするために正しいブラッシングは欠かせません。

でも、もう一つ、大事なものがあるのです。

それが、**だ液**です。

だ液が正常に出ていれば、だ液の殺菌作用や洗浄作用によって、歯垢（プラーク）はできにくく、付着しにくくなります。

近年では、日本では、以前から推奨されている「食後3回の歯磨き」をしなくてもいいという歯科医が少なからず現れています。

では、どうすればいいのかというと、歯磨きは、朝起きたときと夜寝る前の2回だけ、あとは、デンタルフロスで歯と歯のすき間の汚れを取り除き、だ液の分泌を促せば歯周病になりにくい、と主張されています。

こうした歯磨きのやり方を指導している先進国では、80歳になったときでも、残る歯の本数が、日本人よりも多いといわれています。

実際に、私も、歯磨きの回数は1日1～2回と少なめですが、こまめに舌を動かすなどして、だ液の分泌を促しているため、35年以上、虫歯はありません。

また、歯茎の検査をしても、いつも「よい状態」だと言われます。

最近は、意識してよい状態を保とうと、ときどきフロスを使っていますが、基本的に歯磨きの時間も短く、１分程度しか行っていないのに、歯周病の兆候はまったく見られないのです。

歯垢が「歯石」化すると、さらにやっかいなことになります。

歯垢（プラーク）はおおむね、食後8時間くらいで形成され始めます。その歯垢を正しい方法での歯磨きなどで除去しないでいると、歯垢ができてからおよそ48時間くらいで、だ液中のカルシウムなどと結合し、石灰化します。

これが歯石です。

歯石は、モトが「細菌の塊の歯垢」なだけに、いわば、たくさんの細菌が住む、マンションのようなもの。

そのため、歯石をつくってしまうと、より歯周病になりやすい口内環境をつくってしまうのです。

⑤誤嚥、発音・発声障害、舌や口の中をうっかり噛んでしまう、など

私たちが口に入れた食べものが、すんなり食道へと送り込まれるのは、だ液の潤滑作用のお陰です。

だ液が減少すると、飲み込んだ食べ物が気道に入ってしまう（誤嚥）などの嚥下障害を起こしやすくなります。

高齢者の場合は特に、誤嚥性肺炎を発症しやすく、命にかかわる危険をも伴うので、あなどれません。

また、だ液に含まれる「ムチン」という粘着性物質によって、唇や舌、歯などの微妙な動きをコントロールし、発音や発声をスムーズにしていますから、だ液が減ると、声が出にくい、しゃべりにくいといったことが起こり得ます。

さらに、食事のときやしゃべっているときなどに、舌や口の中をうっかり噛んでしまうクセがある方は、だ液が少なくなっていることが原因のひとつかもしれません。

だ液が減って、歯と舌や口の中の微妙な動きがコントロールできなくなり、これら

ドライマウスになると…

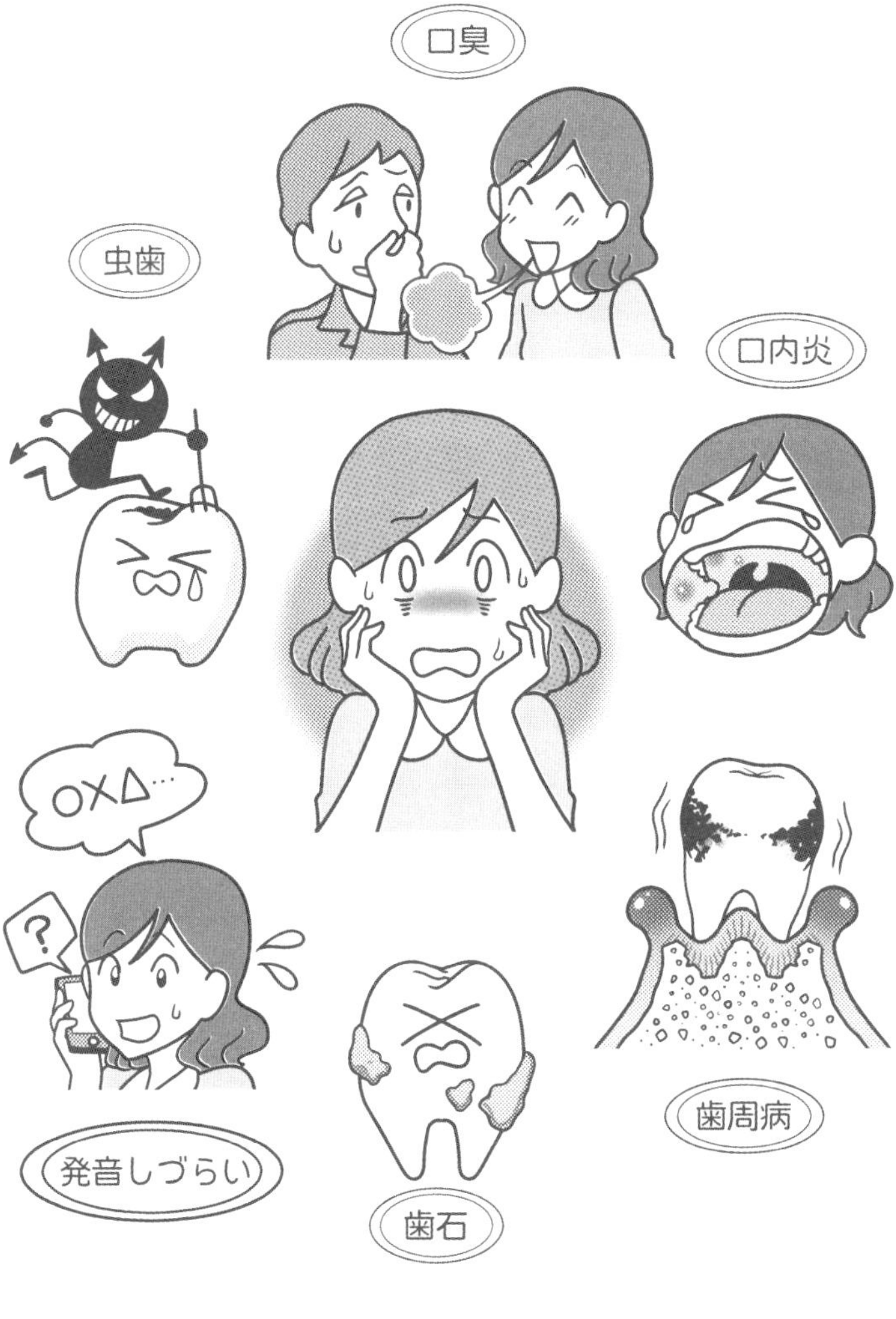

の連携がうまくいかなくなるために、食べ物ではなく舌や口を噛んでしまうのです。

なによりも問題なのは、コワ〜イ歯周病菌

だ液が不足して、口の中の細菌を洗い流す作用が弱まると、なりやすいのが歯周病。この、歯周病の原因となる菌や、歯周病の炎症が起こることで発生する有害物質（毒素）により、「重大な病の発症リスクが高まる」「深刻な病を重篤化させる」ことが、近年、さまざまな研究によって、明らかになっています。

歯周病菌や歯周病の炎症から発生する有害物質は、血液の中に紛れ込んで、全身を駆け巡り、体内のありとあらゆる内臓や器官などに運ばれていきます。

そして実際に、命に係わる症状、病態に発展するケースも、決して珍しくありません。

いったい、どんな病気に歯周病菌がかかわっているのか、私が論文などを調べて、

知り得た結果からお話ししていきましょう。

【歯周病菌によって発症リスクが高まる病気】

①脳梗塞、心筋梗塞、狭心症などの冠状動脈性心疾患

「冠状動脈性心疾患」とは、つまり、血管が詰まって発生する症状のことです。

多くの先進国では、死因のトップであり、日本でもがんに次ぐ2番目の死因、「心臓病」の8割は、血管が詰まって起こる病気だといわれています。

歯周病の原因となる菌には、血管内に沈着物をつくらせる働きがあります。

そして「歯周病のある人は、ない人よりも虚血性心疾患（血管が詰まって起こる心臓の病気）の発病率が高い」「歯周病が重度になればなるほど、虚血性心疾患の発病率も高くなる」などの研究結果が数多く発表されているのです。

私は、歯科医ではないため、直接、口腔内の治療をすることはありません。

でも、口の健康と体の状態が密接に関わっていると実感した例を、いくつも体験しています。

＊　＊　＊

あるとき、65歳で、会社を経営している男性が、全身の不調を訴えて来院しました。

問診をすると、歯茎が腫れて口臭がひどく、背中がバリバリにこり固まっています。

「明日、ゴルフなので、少しでも体調がよくなれば…」というのですが、たった1回の治療では、劇的な回復は難しい。

そこで私は、

「明日のゴルフは少し危険ですよ。どうしても行きたいのであれば、プレイ前に、全身のストレッチをしてください。また、ちょっとでも〝いつもと違う〟と感じたらゴルフは中断してください」

とアドバイスしました。

翌日、この男性は、ストレッチをしたとき、心臓にかすかな痛みを感じたので、私のアドバイス通り、ゴルフをせずに病院に駆け込みました。

すると、なんと、心筋梗塞の一歩手前だったというのです。

次の日の夕方、

「先生の言う通りにして助かりました！」

と、お礼の電話が入ったのです。

②細菌性心内膜炎

歯周病菌、また虫歯菌が、血液に紛れ込み、流れ流れて心臓に至った場合には、命を危険にさらすような、きわめて重篤な疾患を引き起こすことがあります。

特に心臓の弁や内膜にこれらの菌が侵入すると、敗血症や心臓発作の誘因となる「細菌性心内膜炎」を起こす可能性があります。

歯医者さんでも、もともと心臓になんらかの疾病や問題を抱えている患者さんには、歯周病や虫歯治療、歯石除去の際にも、傷口から菌が入り込んでこれらの疾患を発症するのを避けるため、抗生物質を投与するなどの措置がとられるようです。

③糖尿病の発症・悪化

歯周病菌が炎症を引き起こす際、「炎症性サイトカイン」という物質が放出されます。「サイトカイン」とは、細胞から分泌されるたんぱく質で、他の細胞に情報を伝達する役割を果たすホルモンの一種です。

この炎症性サイトカインが、血流を通して、全身に様々な「悪さ」をします。そのなかでも深刻なケースが、糖尿病の発症や、病状悪化です。

血液中に炎症性サイトカインが増えると、血糖値の上昇を抑えるホルモン「インシュリン」の分泌が抑えられたり、インシュリンの働きが悪くなったりします。このような状態が長く続くと糖尿病を誘発し、また、すでに糖尿病を患っている場合には、その症状を悪化させてしまうのです。

さらに困ったことには、糖尿病にかかると、菌に対する抵抗力が低下します。そのため、歯周病菌や虫歯菌を増長させ、歯周病や虫歯が進行してしまうのです。

そうなると、血液中の炎症性サイトカインもますます増え、さらに糖尿病が悪化する——という悪循環に陥ってしまいます。

＊　　＊　　＊

糖尿病を患う68歳の女性が、目と耳、そして、全身の健康のために来院されたことがあります。

問診時に口の中を見ると、歯周病とドライマウスがひどいため、私は歯科治療を勧めました。

さらに、本書でご紹介しているエクササイズや生活習慣を指導し、体全体から改善することを提案しました。

ところが、この女性は、お酒を飲むのが大好きで、しょっちゅう、二日酔いになるほど飲み、また、食べ歩きが趣味のため、友人たちと食べ過ぎることもよくありました。歯科治療もサボりがちだったといいます。

すると、あるとき、糖尿病が悪化し、入院せざるを得なくなってしまったのです。

退院後、治療院に、

「油断していて、すみませんでした。これから、教えてもらったエクササイズを真剣に始めます」と電話がありました。

そして、3か月後に治療に来たときは、歯科治療にもしっかりと通い、欠かさずエクササイズをしていたおかげで、体重が減ってすっきりし、見違えるように健康になっていたのです。

④全身の炎症や痛みの発生・増幅、内臓疾患や腫瘍にも関わりが！

炎症性サイトカインは体内を巡りながら、全身のさまざまな部位に炎症や痛みを発生させたり、それらを増幅させたりすることがわかっています。

たとえば、皮膚の炎症や関節炎、関節リウマチ、それに腎炎や、女性の場合には子宮内膜症や、月経困難症の痛みの増幅などの症例もみられるようです。

また、歯周病菌や歯周病に伴う有害物質は、腎臓や肝臓などの内臓機能を低下させ、体の抵抗力や免疫力をも低下させるので、胃潰瘍やガンなどの腫瘍も発生しやすくなります。

⑤骨粗しょう症

骨のカルシウム量が減少して（骨密度低下）、骨がスポンジのようにスカスカになってもろくなる「骨粗しょう症」。

女性ホルモン（エストロゲン）との関連性から、閉経期以降の女性がかかりやすい病気ですが、歯周病とも少なからぬ関わりがあると考えられています、

炎症性サイトカインが骨代謝に影響を及ぼし、骨粗しょう症を誘引したり、またすでに骨粗しょう症になっている人が歯周病にかかった場合、歯槽骨の密度が急速に低下し、歯周病が進行しやすくなったりする可能性が指摘されています。

⑥誤嚥性肺炎

だ液が少なくなることによって、食べ物や飲み物が飲み込みにくくなり、気管に送

られてしまう嚥下障害や誤嚥が起こりやすくなることはお話ししました。

これに歯周病が加わると、誤嚥によってだ液中に含まれる歯周病菌をはじめとした細菌が肺に入ってしまうことで、肺炎を起こしやすくなります。

これがいわゆる「誤嚥性肺炎」と呼ばれるものです。

⑦中枢神経や内分泌系への悪影響～認知症、うつや統合失調症等の精神疾患

歯周病菌や、歯周病の炎症に伴って放出される有害物質は、中枢神経や内分泌系にも悪影響を及ぼすことがわかっています。

そのため、様々な心身の健康問題の原因になると考えられ、そのような視点からの研究が広く進められています。


たとえば認知症は、脳の記憶に関わる「海馬」と呼ばれている部分や「扁桃体」と呼ばれている部分の萎縮や、神経細胞の減少が原因のひとつといわれています。

歯周病菌や歯周病によって発生する毒素によって、中枢神経系の機能に支障が来たされることが、こうした認知症など脳機能に関わる症状や、うつや統合失調症等の精

歯周病で発症リスクが高まる病気

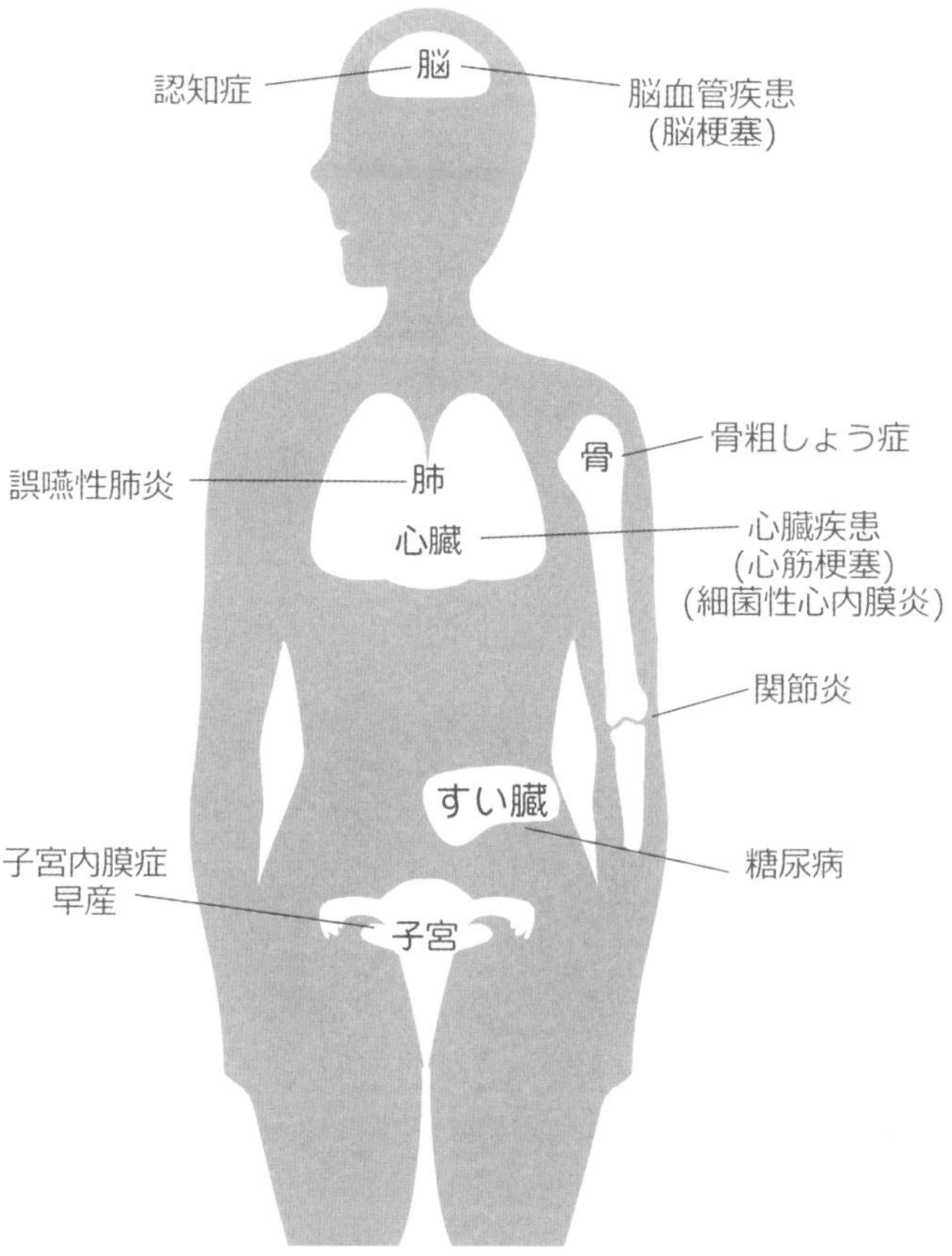

神疾患の誘因のひとつと考えられています。

⑧早産、低体重児出産

歯周病菌や炎症性サイトカインが血流に乗って子宮に達すると、子宮の筋肉の収縮が促され、早産のリスクが高まります。

また、菌や有害物質は、へその緒を通して胎児にも影響を及ぼします。

歯周病にかかっている妊婦さんの場合、そうでない妊婦さんと比較すると、発育不良による低体重児出産の危険性は4倍強であるともいわれています。

なお、妊娠中は、つわりによって口の中の衛生状態が悪くなったり、ホルモン変化の影響を受けたりして、歯周病にもかかりやすく、またすでにかかっている人は、症状を進行・悪化させやすい状態にあります。

ここにだ液減少の要因が加わることによって、早産や低体重児出産のリスクがさらに高まるので、一層の注意が必要です。

こうして、口の中が乾くと、虫歯や口内炎になりやすいだけでなく、重大な病気も引き寄せる可能性がぐんと高まってしまうのです。

第3章
自律神経の乱れがドライマウスを招く

「口呼吸」はドライマウスの大きな原因

1章の終わりの「ドライマウスチェック」の結果は、どうだったでしょうか。
だ液の量が少ないとわかった人は、もっとだ液を増やすことを考えましょう。
また、今は、だ液は十分出ていた人でも、これからもだ液を減らさないようにしたいものです。

「ドライマウス」を予防し、また改善するために、ここで「なぜ、ドライマウスになってしまうのか」をご説明しましょう。

「ドライマウス」になる原因には、せっかく分泌された「だ液」が蒸発してしまうこと、そして、だ液そのものの分泌量が減ってしまうことの2つがあります。
まず、だ液が蒸発してしまうことから考えてみましょう。

せっかく分泌されただ液がなくなり、口の中が乾いてしまう大きな理由が「口呼吸」

です。

私たちのカラダは、鼻から空気を吸い込み、鼻から出す仕組みになっています。なぜなら、鼻には、ホコリや細菌などをブロックする、フィルターの役目があるからです。

しかし人間は、言葉を喋るようになって喉の構造が変化し、口からも呼吸ができるようになりました。

そのうえ、現代人は、

・昔に比べて、やわらかいものばかり食べるようになった。

・大きな声でしゃべらなくてもよくなった。

などの理由で、口のまわりの筋肉が衰えてきています。

皆さんも、近年、常に口が「ポカン」と半開きの人が、増えたと感じませんか。

聞くところによると、「ゴム風船を口で膨らませられない」「口笛を吹けない」子どもも増加しているそうです。

口のまわりの筋肉が衰えると、口をしっかり閉じることができなくなり、鼻ではなく、口で呼吸をするようになります。

すると、だ液が蒸発して、口の中が乾いてしまうのです。

私の治療院でも、口を開けて「ハァハァ」と呼吸をするため、呼吸が浅くなり、自律神経が乱れている患者さんの数は、ほんとうに多いと感じています。

また、日中は口を閉じて普通に鼻呼吸をしている人でも、睡眠中にいびきをかく人は、その間は口呼吸になっていますから、やはりドライマウスになりやすいのです。

だ液の分泌量が減ってしまうのはなぜ？

だ液の蒸発以外の、ドライマウスになってしまうもう一つの原因は、だ液の分泌量そのものが減ってしまうことです。

だ液の分泌量が減少する理由は、いくつか考えられます。

「水分摂取量が少ない」

↓だ液の99％は水分です。体内の水分が不足すると、だ液の成分となる材料が不足し、だ液が減少します。

「飲酒、喫煙の習慣がある」

↓アルコールには利尿作用があるため、日常的に摂取していると、カラダの水分が不足します。

また、タバコを吸うときは、いってみれば「口呼吸」状態。しかも、空気だけでなく、煙を吸ったり吐いたりしています。

煙に含まれるニコチンには、アルコールと同様に、利尿作用があり、体内の水分を減少させます。

「飲み続けている薬の副作用」

↓痛みを抑える鎮痛薬、花粉症の治療に使われる抗ヒスタミン薬など、副作用に「口渇」とあるものは、だ液の分泌を減らします。

「噛む回数が少ない」

↓だ液腺が刺激されることが少なくなるうえに、口のまわりの筋肉が衰えてだ液が出にくくなります。

「更年期」

↓だ液の分泌は女性ホルモンの影響を受けているため、だ液が減少し口の渇きを感じることがあります。

以上のほか、

「過剰なストレスがある」

「ある種の病気や症状がある（糖尿病、高血圧症、腎不全、シェーグレン症候群など）」

があります。

ただ、この中の「どれか一つ」と特定できることは少なく、多くの場合、いくつかの理由が重なり、だ液の出る量が減ってしまうのです。

「ネバネバだ液」が口を乾かしてしまう

私たちの口のまわりには、

・耳下腺（じかせん）
・顎下腺（がっかせん）
・舌下腺（ぜっかせん）

という、３つの大きなだ液の出口があります。

簡単にご説明すると、耳の下あたりから顎のつけ根にかけてあるのが耳下腺、下あごの骨の内側にあるのが顎下腺、舌の裏側のつけ根にあるのが舌下腺です。

だ液はここから出てくる

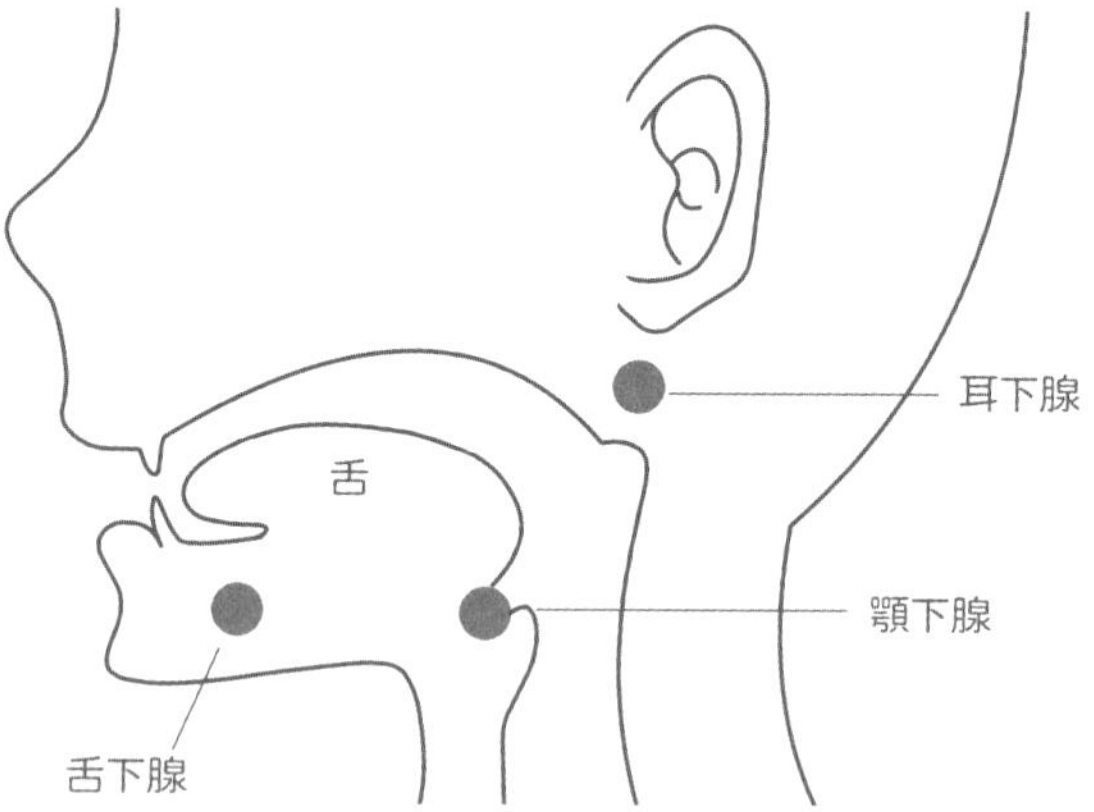

このうち、耳下腺からはサラサラのだ液が、顎下腺からはほとんどがサラサラのだ液が、そして、舌下腺からはネバネバのだ液が出されます。

サラサラのだ液、そして、ネバネバのだ液、それぞれに役割があります。

サラサラのだ液は、口の中をシャワーのように洗い流し、食べものの味を感じさせてくれます。

また、ネバネバのだ液は、粘膜や歯をガードし、歯の修復にも一役買っています。

とはいえ、口の中は、サラサラのだ液が多いほうがよい状態を維持しやすくなります。

なぜなら、ネバネバのだ液が増えすぎると、ドライマウスになりやすくなるからです。

では、どんなときに、ネバネバのだ液の量が増えてしまうのか。

ちょっとこんな状況をイメージしてみてください。

あなたは、アルバイトをしていて休憩時間に、仲間と楽しくおしゃべりをしています。こんなときは、口の中はサラサラのだ液で満たされています。

ところが、急に休憩室に社長が入ってきました。

そして、「お客さんからクレームの電話が入ってるんだけど、担当したの、誰？」というのです。

突然のことで、みんな状況がよくわからず、不安になります。

何かいおうとしても、喉がカラカラになり、つばが飲み込めません。

こんなときは、ネバネバだ液が分泌されているのです。

自律神経がドライマウスのカギを握る

では、先ほどの例のように、緊張したり、ストレスを感じたりすると、なぜ、サラサラだ液の分泌が減ってしまうのでしょうか。

その答えのカギとなるのが、**自律神経**です。

人間のカラダは、先に説明したように、リラックスをしているとき、つまり、副交感神経が優位になっているときにサラサラのだ液が分泌され、反対に、緊張しているとき、つまり、交感神経が活性化されているときは、ネバネバのだ液が分泌されることがわかっています。

現代に生きる私たちは、仕事や人間関係のなかで、緊張状態に置かれたり、ストレスにさらされたりすることは、日常茶飯事です。

現代は〝ストレス社会〟とよくいわれますが、同時に「交感神経優位社会」ということもできます。

また、日常的に気になることがある人は、呼吸が浅くなり、口で呼吸をしがちです。

つまり、口呼吸をしがちな人も、交感神経ばかりが過剰に働いているケースが少なくないということです。

私は、「交感神経優位社会」が、ドライマウスの人口を急増させている、大きな理由の一つだと考えています。

そのため、根本的に、自律神経のバランスを見直して、整えるように意識しないと、なかなか、健康に大きく貢献してくれるほどに、だ液の分泌量は増加しないのです。

また、私は、自律神経とだ液について、もう一つお伝えしたいことがあります。

自律神経は、血液循環、呼吸、食べ物の消化・吸収のほか、発汗による体温調節、ホルモンの内分泌機能、生殖機能、また代謝などは、私たちの生命を維持していくためには必須の、基本的かつ重要な機能をつかさどっています。

そんな「生命維持装置」のような自律神経が担っている働きの一つが、だ液の分泌です。

無意識のうちに口の中に湧き出てくるだ液は、無意識のうちに心臓が働いてくれるおかげで全身にゆきわたる血液と同じくらいに、人間の生命維持にとって大事なものなのです。

自律神経とだ液

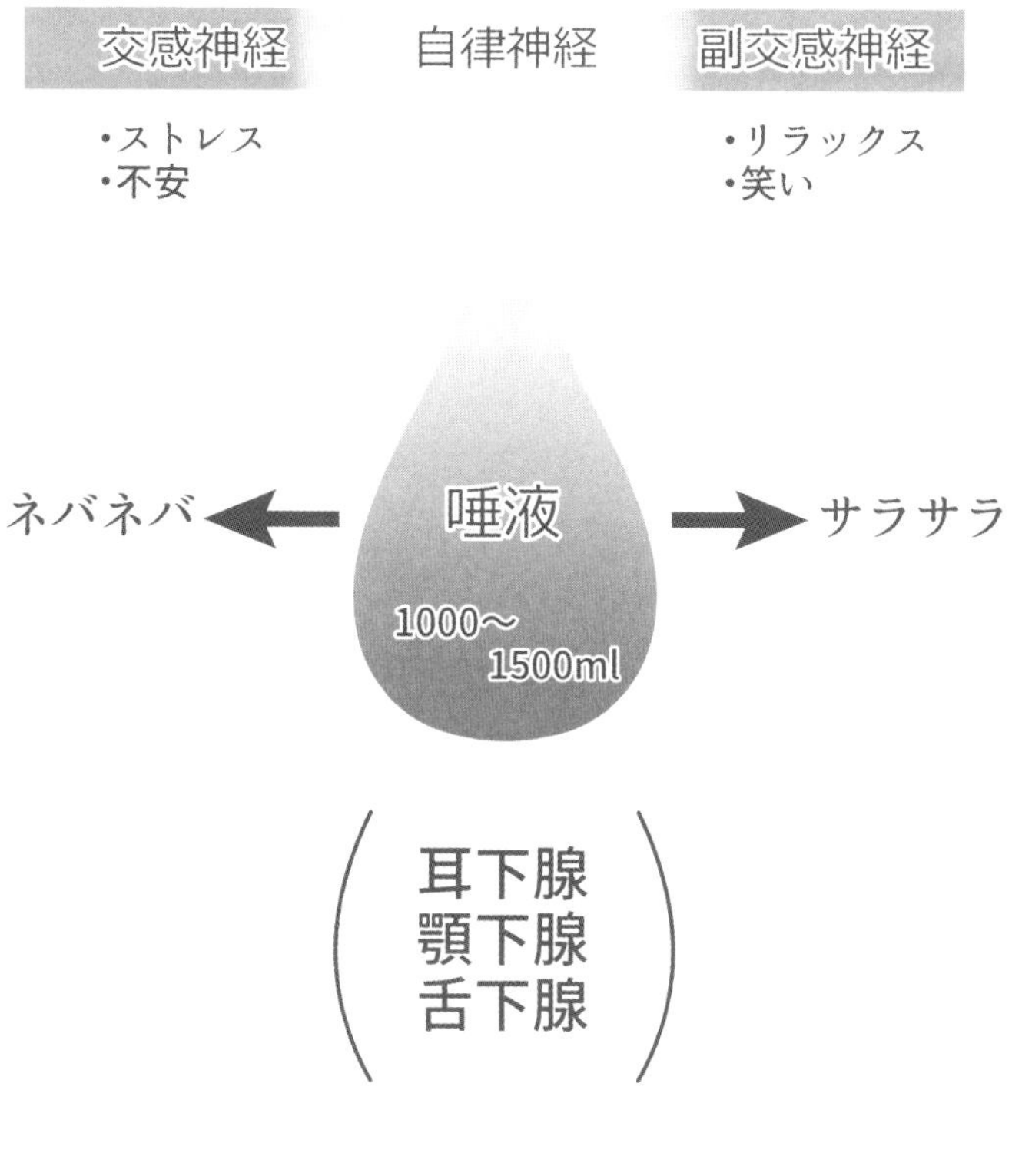
交感神経
自律神経
副交感神経
・ストレス
・不安
・リラックス
・笑い
ネバネバ
唾液
1000～
1500ml
サラサラ
耳下腺
顎下腺
舌下腺

自律神経は、あくまでもバランスが大切

「交感神経優位社会」が、ドライマウスの大きな原因であることは確かです。
でも、だからといって、「じゃあ、交感神経をダウンさせよう」「副交感神経だけを活発にしよう」というような考えは、実は正しいとはいえません。

大事なのは、交感神経と副交感神経のバランスです。

「交感神経も副交感神経も高い」
「交感神経が高く、副交感神経が低い」
「副交感神経が高く、交感神経が低い」
「交感神経も副交感神経も低い」

という4つのパターンのうち、体調がよく、力が発揮できるのは、「交感神経も副

交感神経も高い」場合です。

「交感神経が高く、副交感神経が低い」、または、「副交感神経が高く、交感神経が低い」など、どちらかに偏ると、心やカラダに不調をきたします。

また、どちらも低いと、疲れやすく体力がなくなります。

ただ、これは、いつでも両方が活性化されていなければならないということではありません。

自律神経は、朝から日中にかけては、交感神経が活発になり、夕方から夜にかけては副交感神経が優位に働くというバランスがあります。

しかし、どちらかが活発なときは、片方が休んでいていいというわけではないのです。両方がしっかりと機能しながらも、このバランスで、上下することが望ましいのです。

つまり、現代人の大半の人のように、朝も夜も、交感神経ばかりが優位になっている場合は、交感神経の働きを押さえつけるのではなく、副交感神経を中心に活性化させて、両方が活発になり、バランスが取れることが大切なのです。

だ液の量は年齢には関係ない

「年齢を重ねると、だ液が減ってくる」
という説もありますが、私は、だ液の量は、あまり年齢には関係ないのではないかと考えます。

なぜなら、近年、年を取っても、残っている歯の本数によって、だ液の分泌量が変わるという研究結果が発表されたからです。

その研究結果を裏付けるように、私の治療院に来られる患者さんでも、70歳を超えても、だ液がたっぷりと出ていて、健康な方はたくさんいます。

また、年齢にかかわらず、自律神経が乱れている人は、総じてだ液の量が少ない傾向があります。

でも、たとえ、どれだけ口が渇いていても、だ液を分泌させるエクササイズや、自律神経のバランスを整えるエクササイズをやってもらうと、ほとんどの方の口の環境が大幅に改善します。

また、だ液がよく出るようになると、だ液がよく出る↓自律神経のバランスが整う↓さらにだ液の分泌がスムーズになるというよい循環に入ります。

次章では、いよいよ、だ液をたっぷりと出し、自律神経のバランスを整えて、カラダ全体の免疫をぐんと高めて、元気の底上げをしていくエクササイズをご紹介します。

第4章

自律神経を整えるエクササイズ

まずは、とても簡単にできる、乱れた自律神経を整えるエクササイズから始めましょう。

基本中の基本「リラックス呼吸法」

テレビのスポーツ中継で、試合前にアスリートがウォーミングアップをしながら、「ふうーっ」と息を吐き出しているシーンをよくみかけます。

実は、これは、心を落ち着かせ、試合で戦うために必要な緊張感だけを残して、本来の実力を発揮しやすい環境を整えているのです。

結果を出せるアスリートたちは、普段から、こうした緊張コントロール法としての呼吸法をとても重要視していて、そのためのトレーニングを欠かさず行っています。

私たちが、日常で行うべきは、このアスリートに学ぶ「リラックス呼吸法」です。ストレスは最小限に抑え、やるべきことに最大限の力を発揮できる。過剰に働く交感神経を落ち着かせて、副交感神経を必要なだけ活性化できるのが、ここでご紹介する「リラックス呼吸法」です。

①まず、口からゆっくり、たっぷりと息を吐く。

多くの方は、「深呼吸してください」というと、息を大きく「吸い込む」ことから始めます。

でも、ほんらい「呼吸」は、「吐いて」から「吸う」のが正しい順序です。「呼吸」という漢字を見ると、「呼」つまり吐くことが先で、「吸」うことが後になっていますね。

息を十分に吐いておけば、意識しなくても自然にたっぷりと酸素を吸いこむことができるのです。

また、「吐くほうを長く、吸うほうを短く」することも意識しましょう。

なぜなら、息を吸うときは、交感神経が働きますが、吐き出すときは副交感神経が活性化します。

長く吐くことで、副交感神経がより活発になり、自律神経のバランスを整えるよう働きかけます。

さらに、副交感神経が活発になることで、サラサラのだ液の分泌量も増えるというオマケつきです。

まずは、ゆっくりと口から息を吐き出してください。

息を吐く時間は、吸う時間の2倍を目安にします。

たとえば、吐くときに6秒かけたなら、吸うのは3秒、吐くときに8秒かけたなら、吸うのは4秒くらいです。

②鼻から息を吸う～吐くときは口から、吸うときは、「鼻」から。

口で息を吸うと、口の中が乾きやすくなります。

息を吐くときは、口からでよいのですが、息を吸うときは、鼻から吸い込みます。

リラックス呼吸法

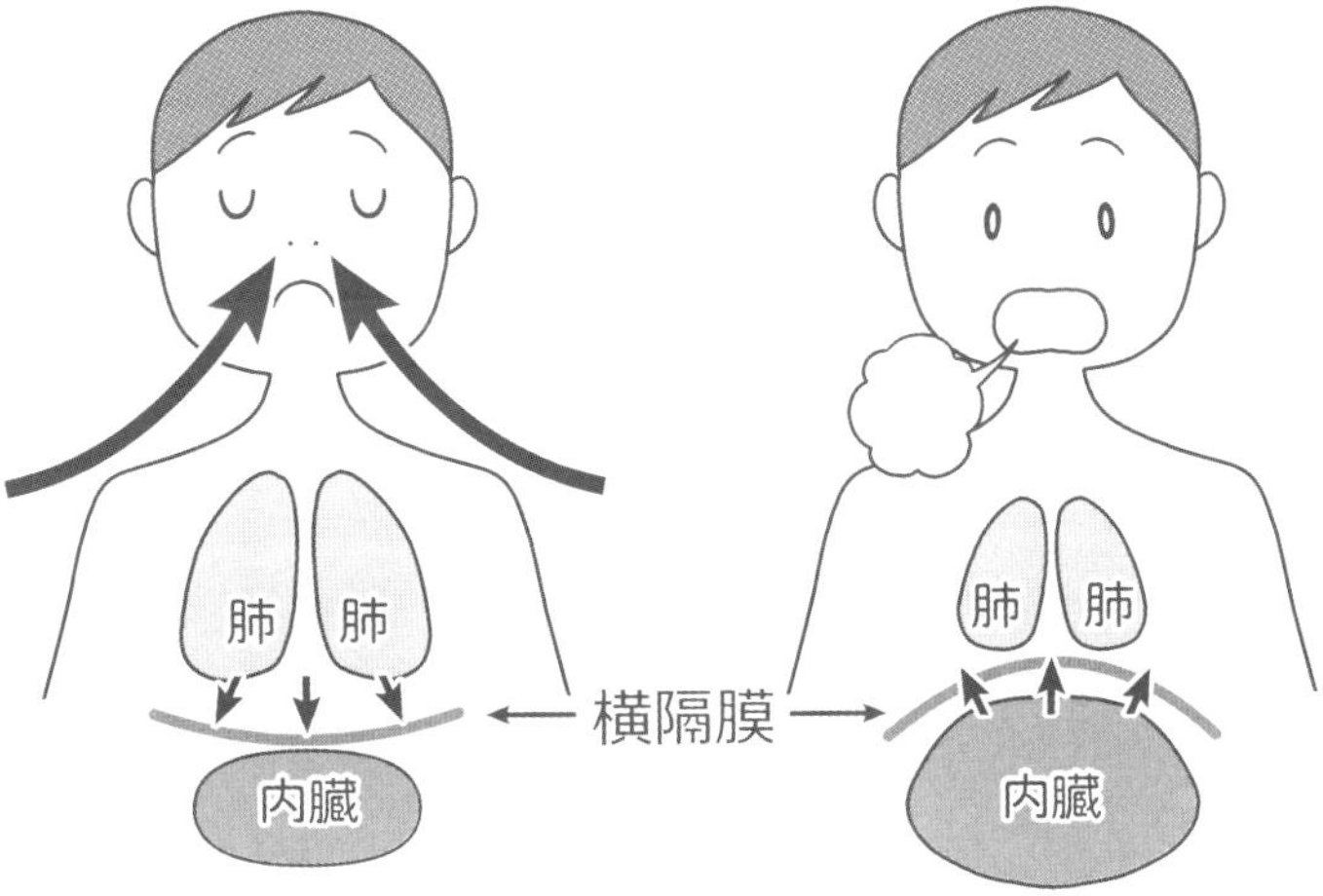

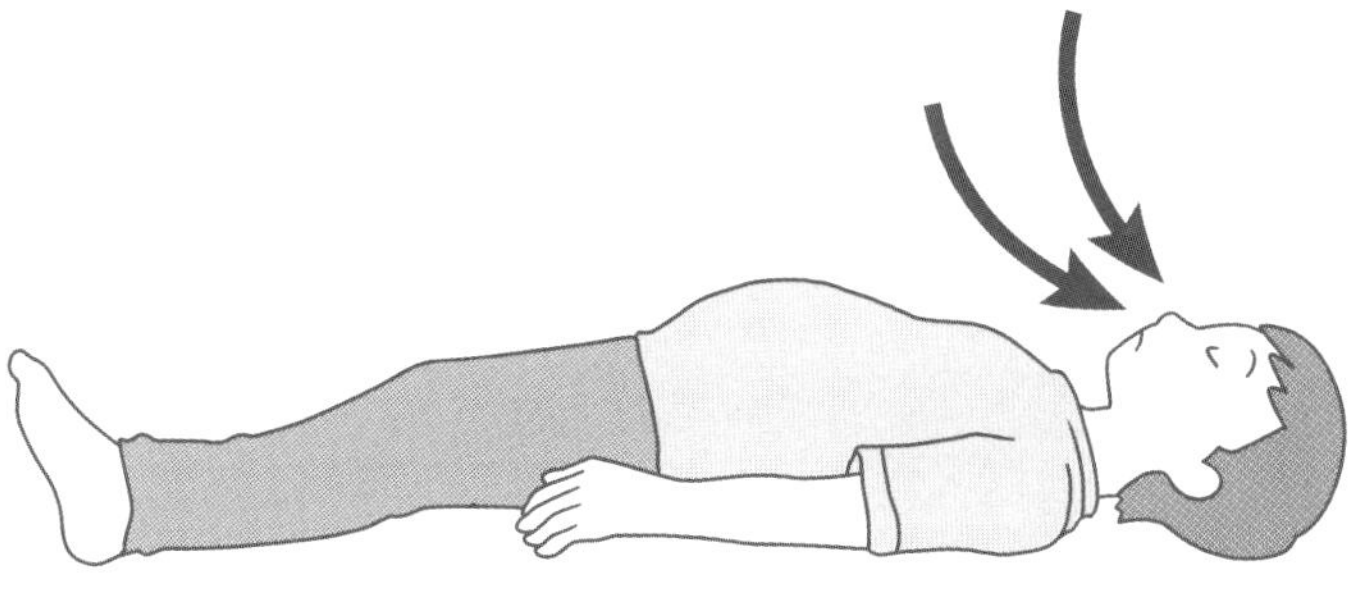

［ポイント］

①②の「呼・吸」は、胸を膨らませる胸式呼吸ではなく、お腹を膨らませる腹式呼吸で行います。

お腹を膨らませて呼吸する、腹式呼吸では、横隔膜が上下します。するど、近辺にある自律神経を刺激し、その働きを促します。

また、腹式呼吸に慣れていない人は、あおむけに寝て呼吸してみましょう。自然と腹式呼吸になりますから、コツをつかむことができます。

1日に何度やっても構いません。

緊張が続いたときや、反対に、集中したいとき、数回呼吸するだけで、頭がすっきりとするはずです。

深い呼吸ができる「ぐるぐるマッサージ」

現代人は、スマートフォンやパソコンの画面をのぞきこむ生活ばかりで、背中が丸まり、首を前に突き出した姿勢になりがちです。

前かがみの姿勢を続けていると、特に、大人であれば5キロほどもある頭を支える、首、肩などの筋肉がこりかたまってしまいます。

実は、首や肩の筋肉がこわばっていると、連動する背中や胸の筋肉も柔軟性を失い、深い呼吸をしようとしても、広がらなくなってしまいます。

そこで、首、肩のコリを解消して、気持ちよく深呼吸ができるようになる「ぐるぐるマッサージ」。

①まずは、首の後ろ側を、中指と薬指を使ってぐるぐると円を描くように上から下にマッサージ。

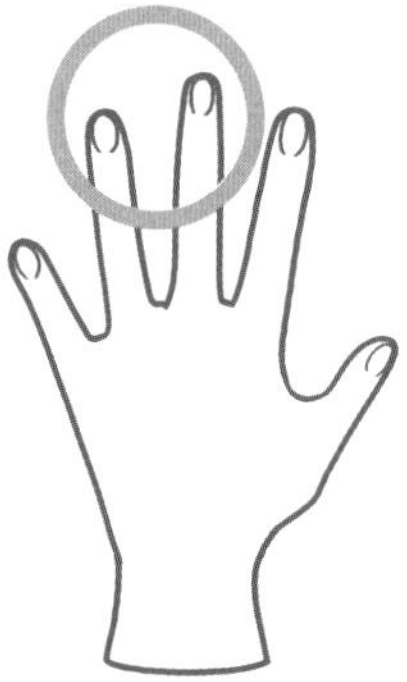

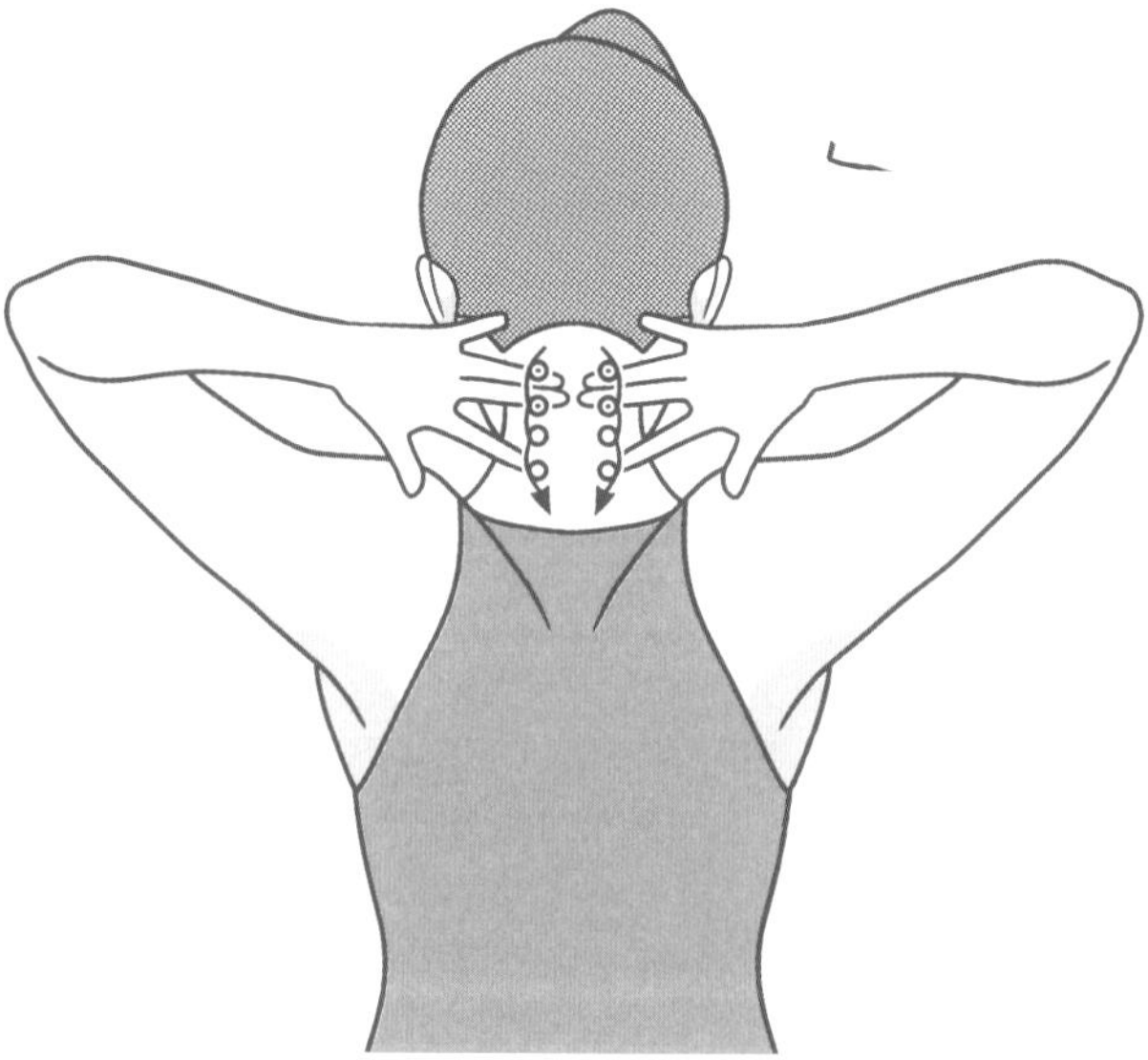

②耳の下から首を斜めに通っている胸鎖乳突筋をマッサージ。

首の後ろがこわばっている人は、必ずここも固くなっています。首を左右、どちらか横に向けると浮き出す、この筋肉も、同じように上から下に、ぐるぐるとマッサージしてあげましょう。

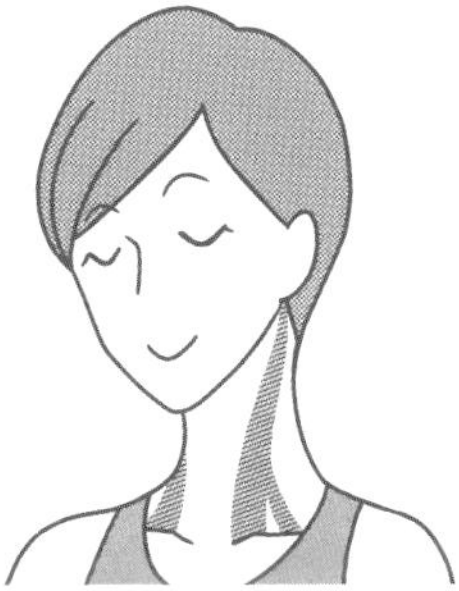

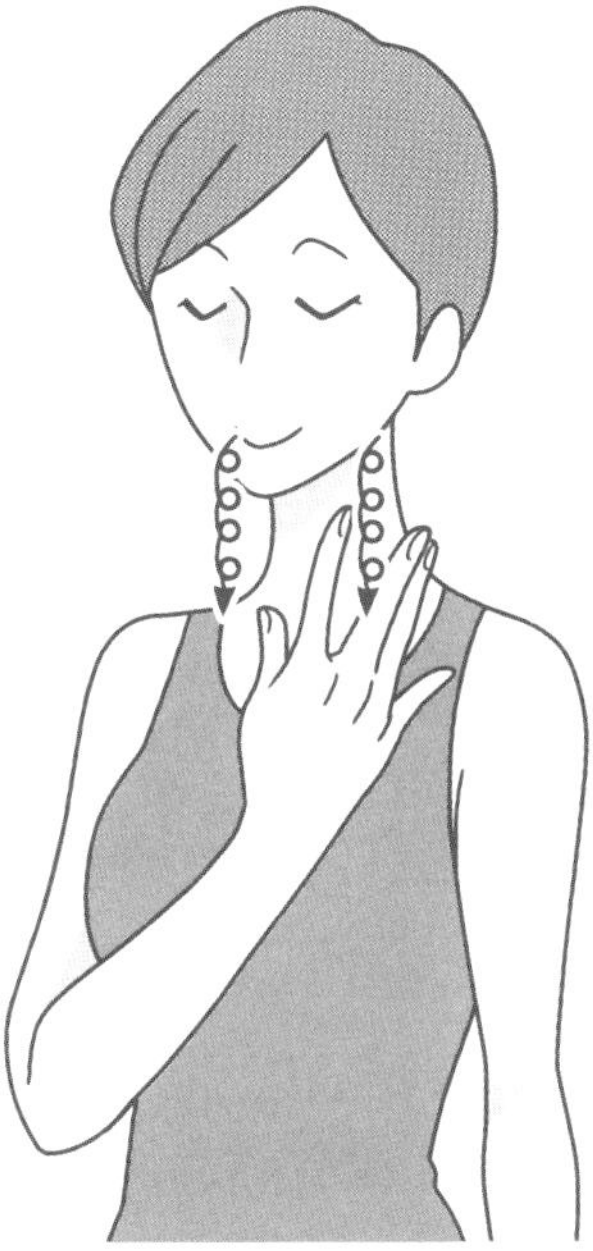

③右肩は左手の中指と薬指、左肩は、右手の中指と薬指で、首のつけ根から肩の先まで、ぐるぐるとマッサージします。

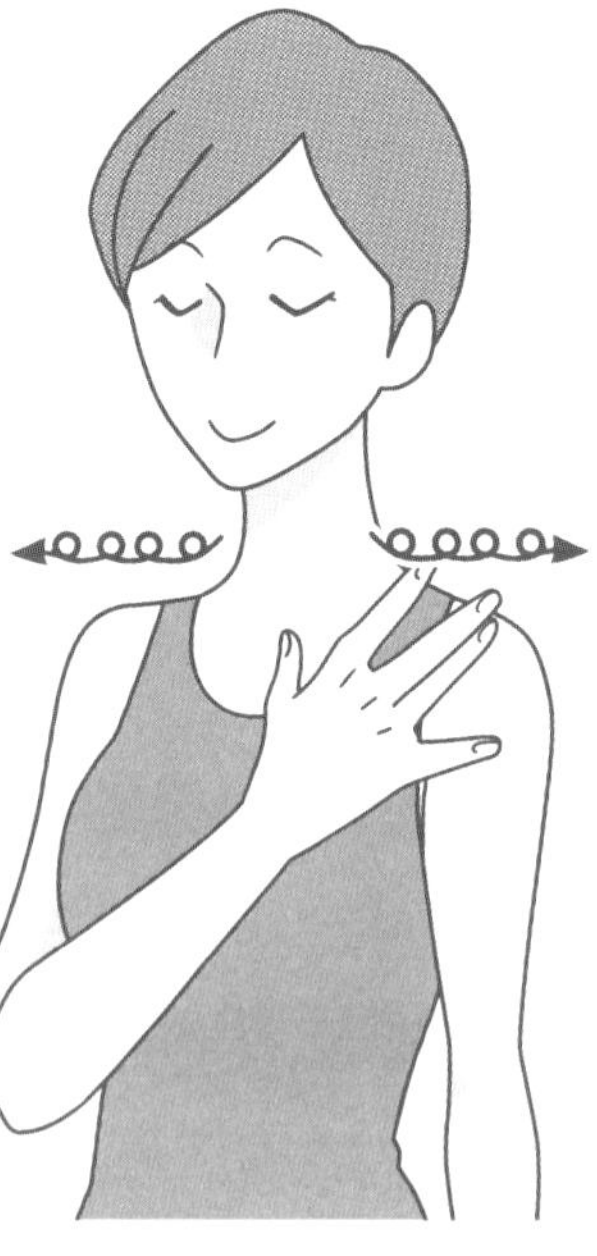

それぞれ、3回ずつ行いましょう。

自律神経を整える「背骨ツイスト」

背骨の中心を通る中枢神経は、自律神経などの末梢神経とつながり、カラダ中の器官に情報の伝達を行っています。

つまり、自律神経は、背骨を中心として全身に張り巡らされているのです。

そこで、背骨を刺激して、自律神経を活発にする「背骨ツイスト」です。

①壁を背にして30センチくらい離れて立つ。

両足は腰幅くらいに広げて、壁に背を向けて立ちます。

両手を胸の横で広げましょう。

②壁に向かって背骨をツイストする。

両手のひらが、壁にタッチするように、ゆっくりとカラダを右にひねります。
このとき、息を吐きながら行うといいでしょう。

壁に両手のひらがついたら、2~3秒そのままでいてから、ゆっくり正面に戻ります。

次に左側にカラダをひねり、左右で3セット行ってください。

【ポイント】
壁に両手のひらをつけるのが難しい人は、両足を正面に向けたままではなく、右に45度くらいずらすとやりやすくなります。
ただし、痛みを感じたら、無理にひねらないようにしましょう。

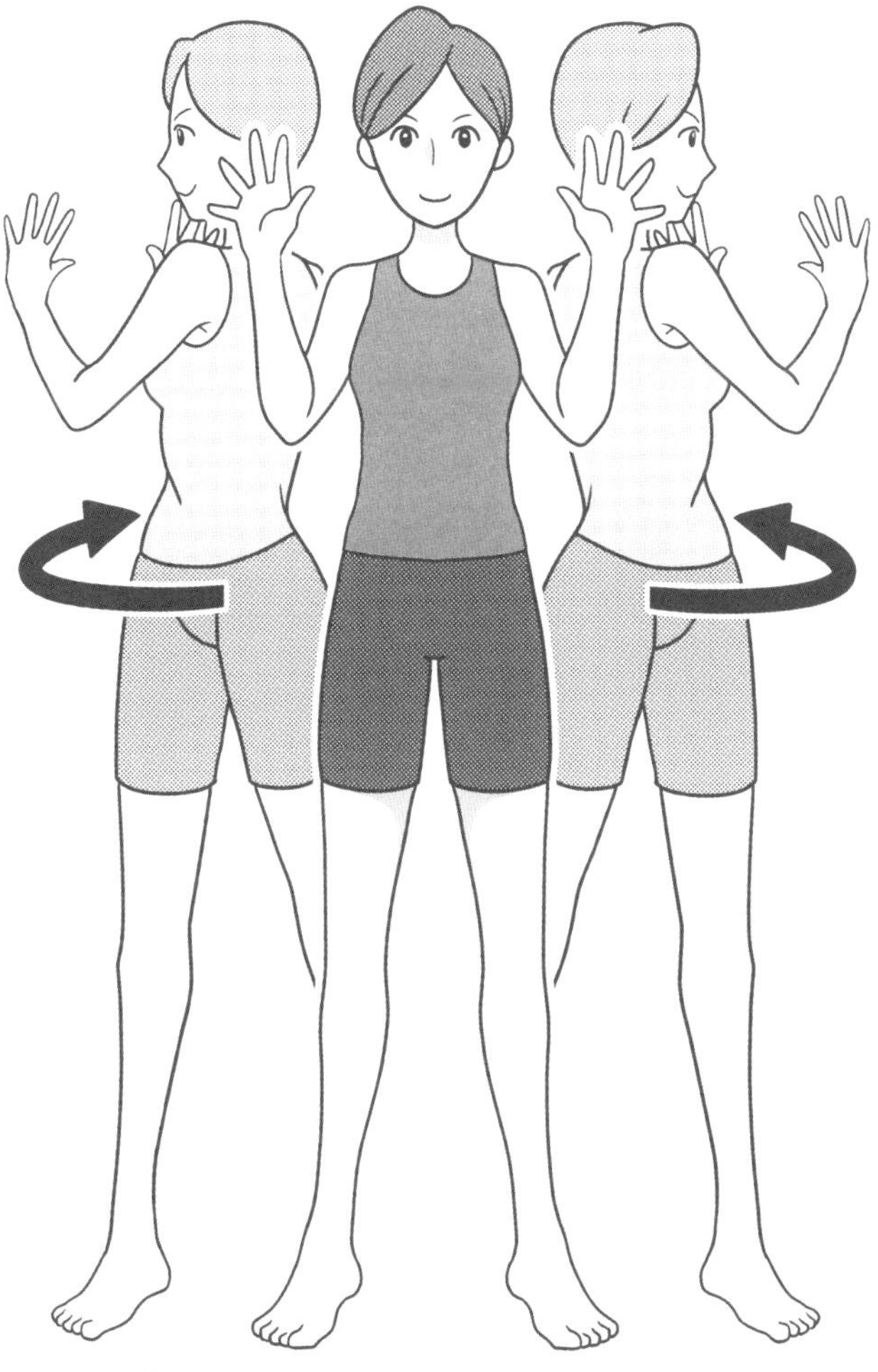

自律神経を整える「ツボ」をおさえる

中医学では、全身の臓器は、カラダの表面にあるツボと、経絡を通じてつながっていると考えています。

また、近年では、中医学などの東洋医学だけではなく、ＷＨＯ（世界保健機構）がツボの医学的有効性を公認するなど、西洋医学でもその効果は認められてきています。

手や足にあるツボだったら、気づいたときに、いつでも刺激することができますし、時間もほんの数秒しかかかりません。

自律神経に効果があるツボをご紹介しましょう。

労宮（ろうきゅう）

手のひらの中指のつけ根から、骨を下にたどります。

くぼみにあたったら、そのすぐ薬指側が「労宮」です。

反対の手の親指を使い、手首から指先に向かって、骨を押し上げるように押さえましょう。

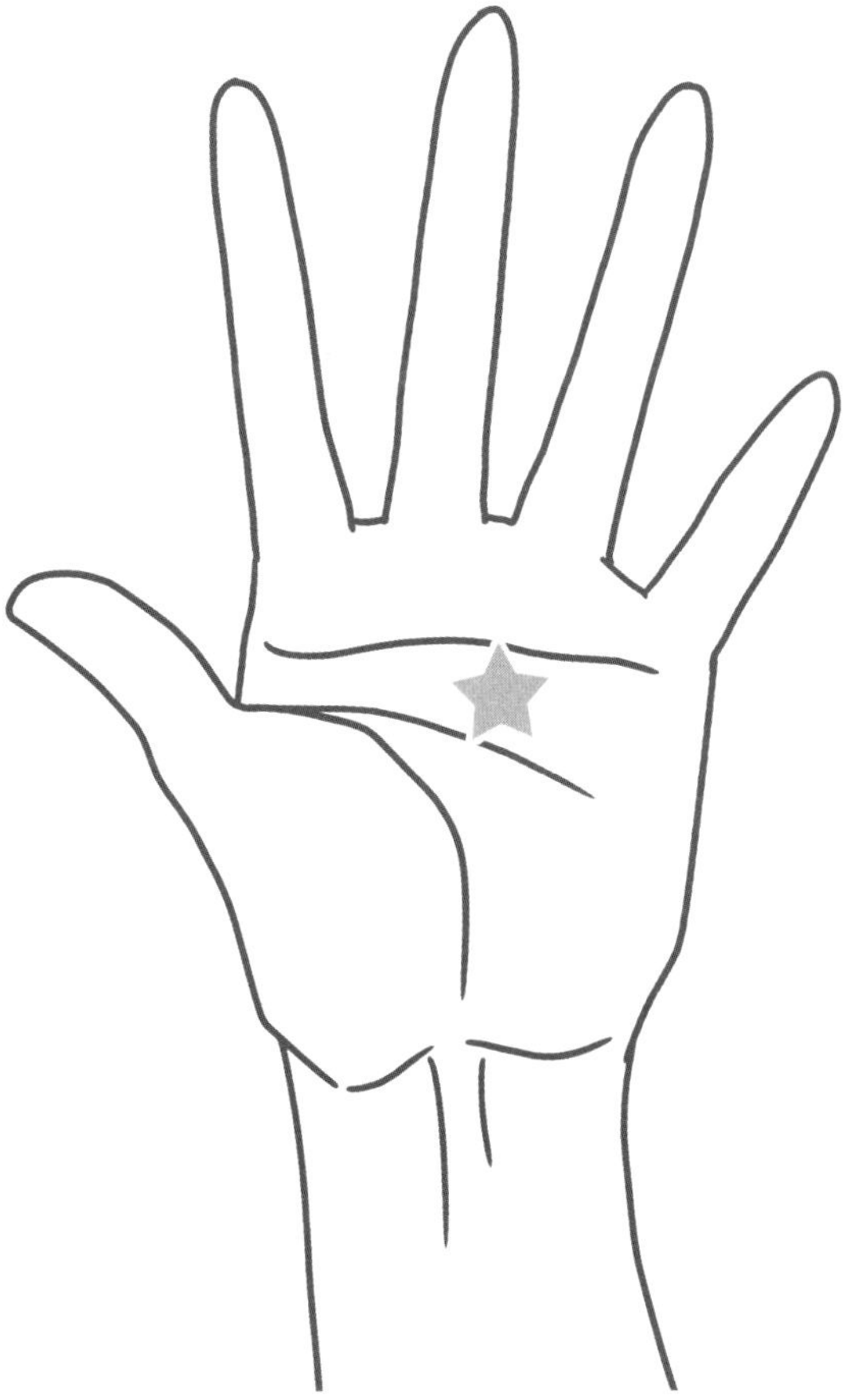

指間穴（しかんけつ）

人差し指と中指、中指と薬指、そして薬指と小指の間にある、水かきのような部分にあるのが「指間穴」。

反対の手の親指と人差し指で、指の間を押しもみしましょう。

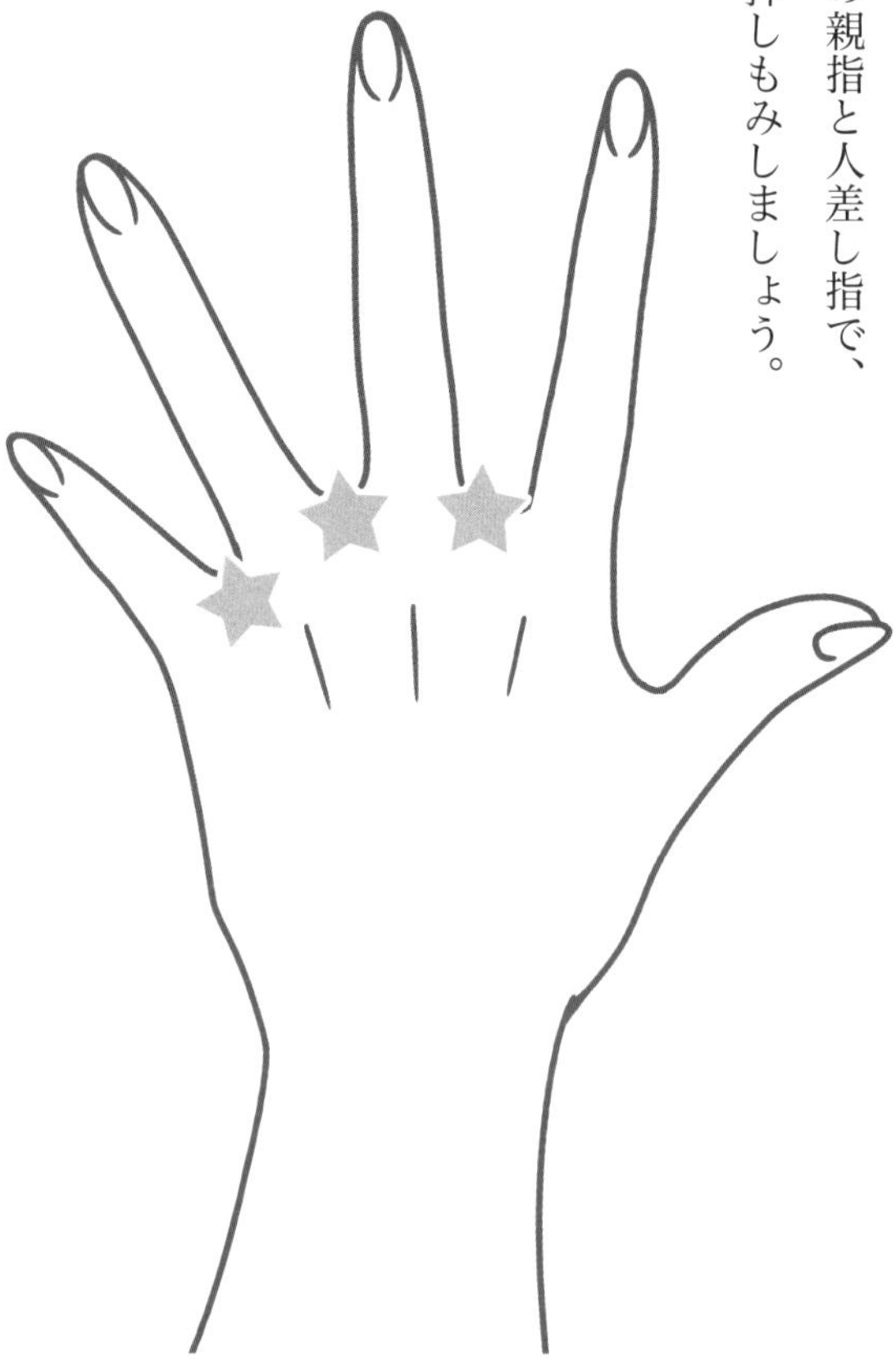

百会（ひゃくえ）

左右の耳の、上の端をつないだ線の真ん中にあるのが「百会」です。中指の先を使い、頭の中心に向かってトントンと押さえます。

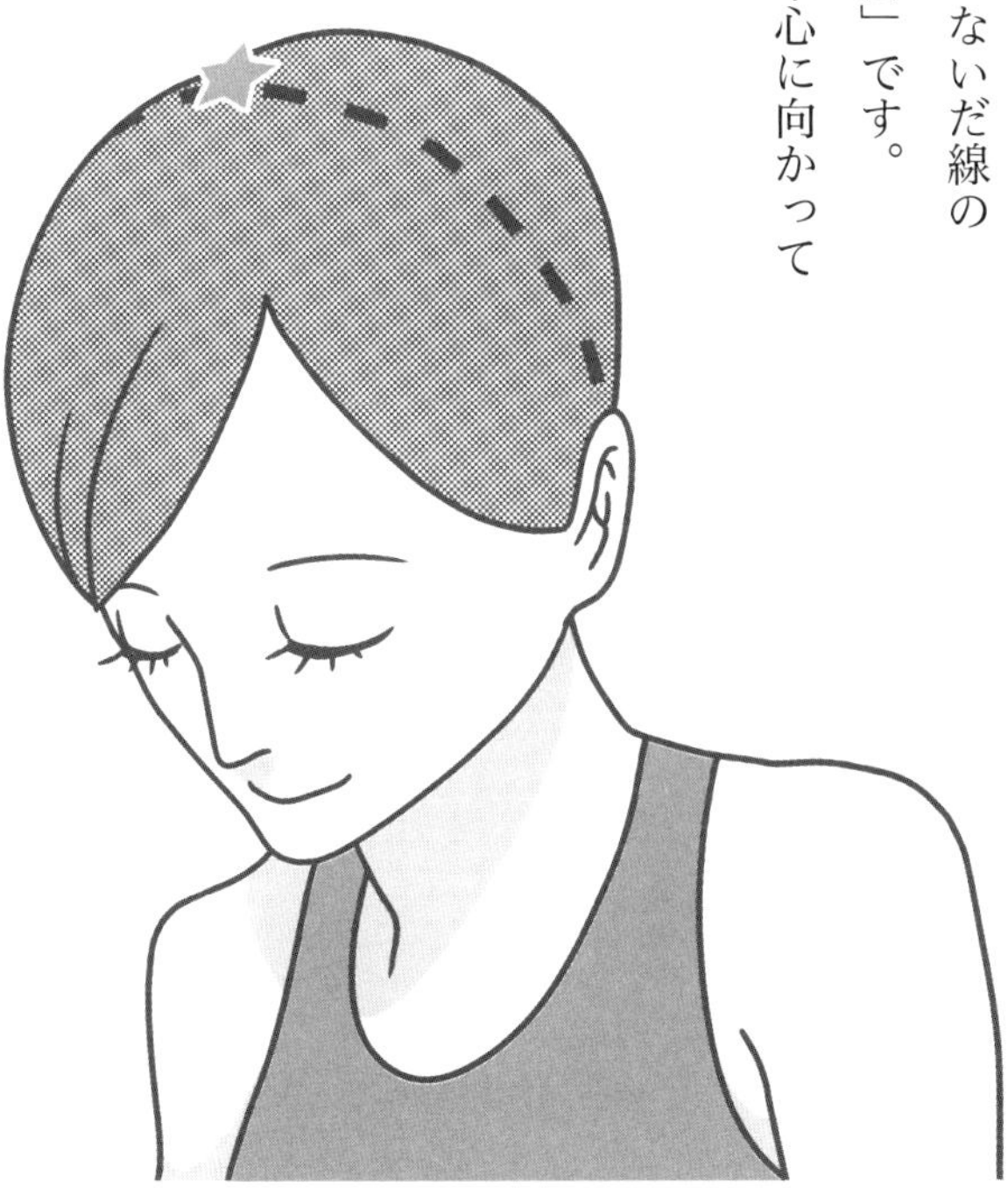

完骨（かんこつ）

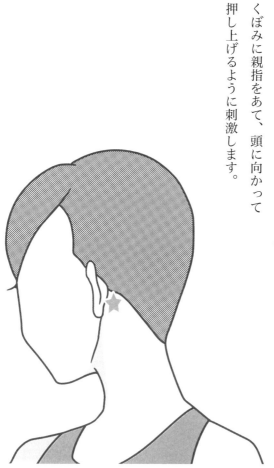

耳たぶの後ろのくぼみにあるのが「完骨」。くぼみに親指をあて、頭に向かって押し上げるように刺激します。

だ液がどんどん出る「だ液力アップマッサージ」

だ液がたくさん分泌されれば、免疫力は格段に高まります。

また、「だ液をいっぱい出そう」とすることは、副交感神経を活性化することにもつながり、自律神経のバランスも整えます。

そのために、外側から３つのだ液腺を刺激して、だ液を溢れさせるのが「だ液力アップマッサージ」です。

①耳下腺マッサージ

両手の、親指以外の４本の指をほほ骨の下あたりにあてます。
ちょうど、上の奥歯あたりをぐるぐると円を描くように、10回マッサージします。

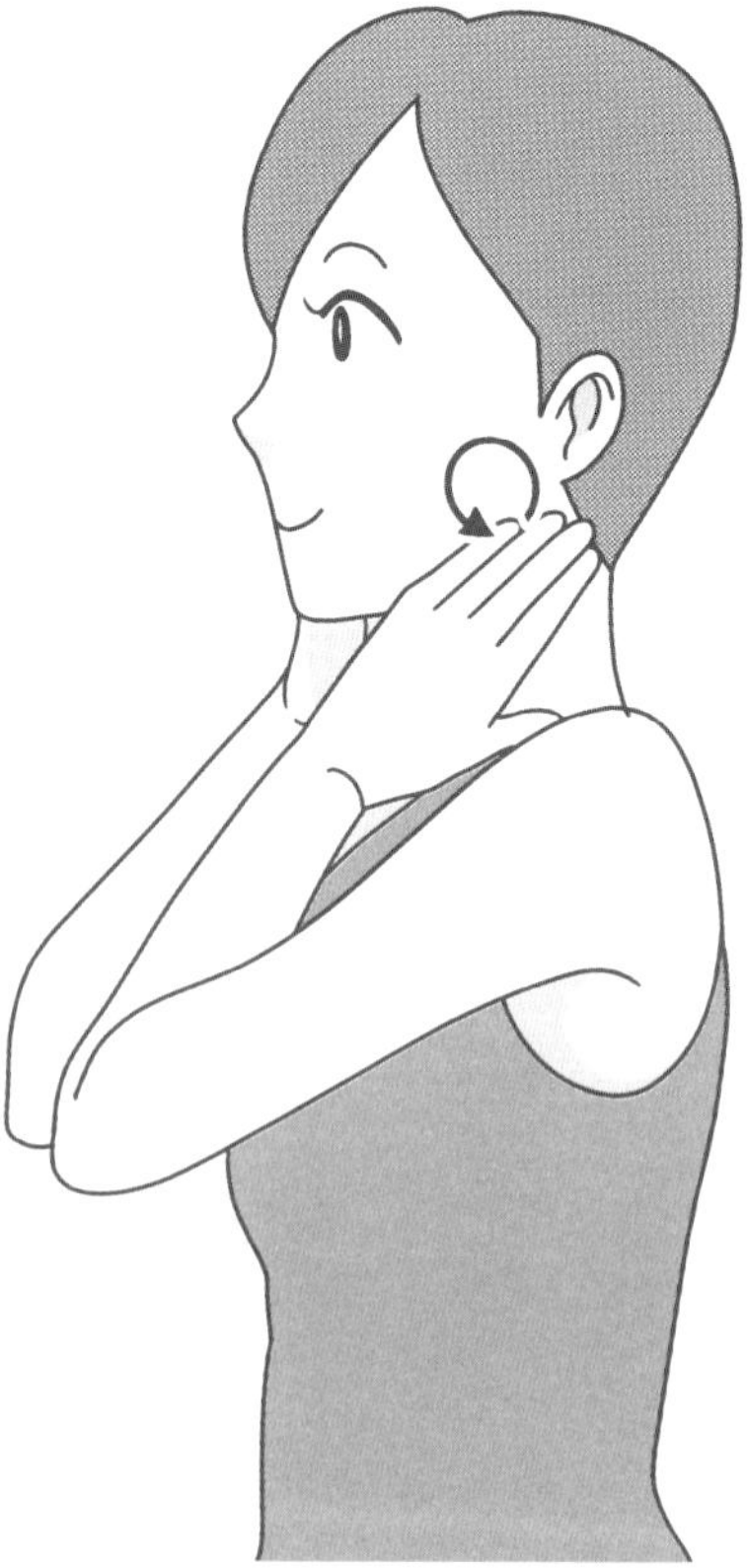

②顎下腺マッサージ

両手の親指の先を顎の骨の内側にあて、耳の下から顎の先まで優しくプッシュします。

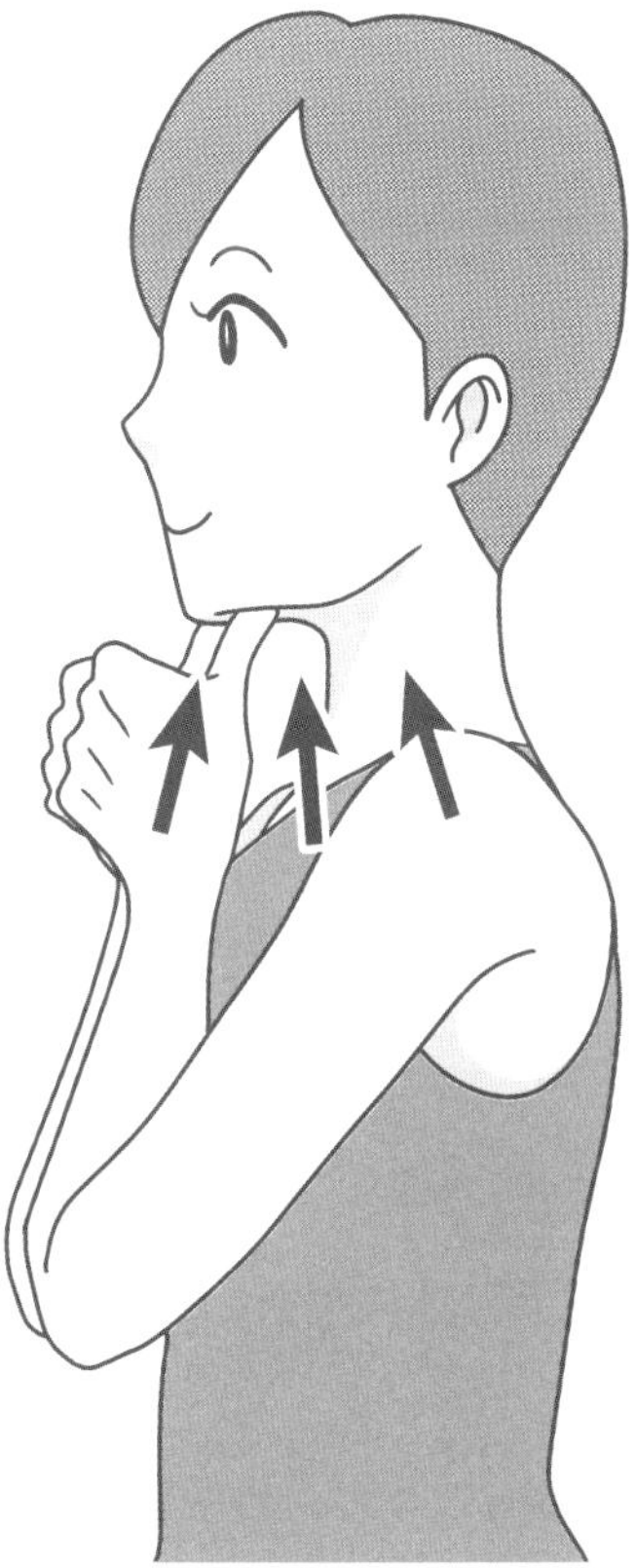

③舌下腺マッサージ

両手の親指の先を使い、顎の下から軽く上にプッシュします。

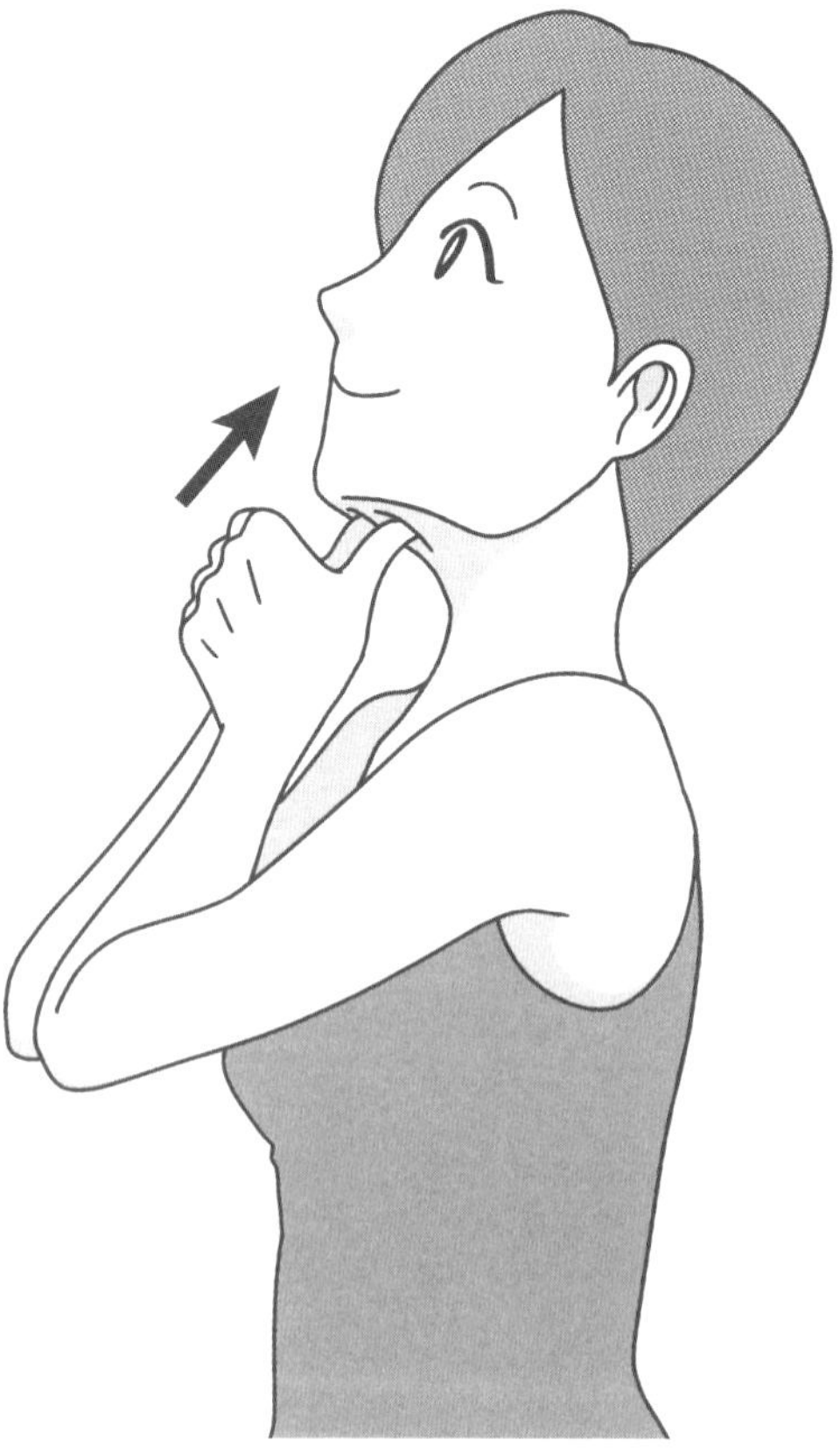

口が乾かない「口を閉じる口輪筋《こうりんきん》エクササイズ」

口が「ポカン」と開いてしまうのは、口のまわりにある**口輪筋**の衰えが、おおいに関係しています。

口輪筋を鍛えることで、口を閉じる力を強化します。

また、口のまわりの筋肉をよく動かすことで、だ液も分泌も促されます。

さらに、顔にある表情筋は、口輪筋を中心として顔全体に広がっているので、口輪筋を鍛えることで、そのほかの表情筋を引き締め、たるみやシワの予防に効果も期待できます。

①ほっぺたを思いっきり
ふくらませたら、次に両ほほを
できるだけ内側に、吸い込むように
引き寄せます。

10回繰り返しましょう。

ほっぺたをふくらませるときに、
鼻の下と顎もしっかりふくらませるのが
ポイントです。

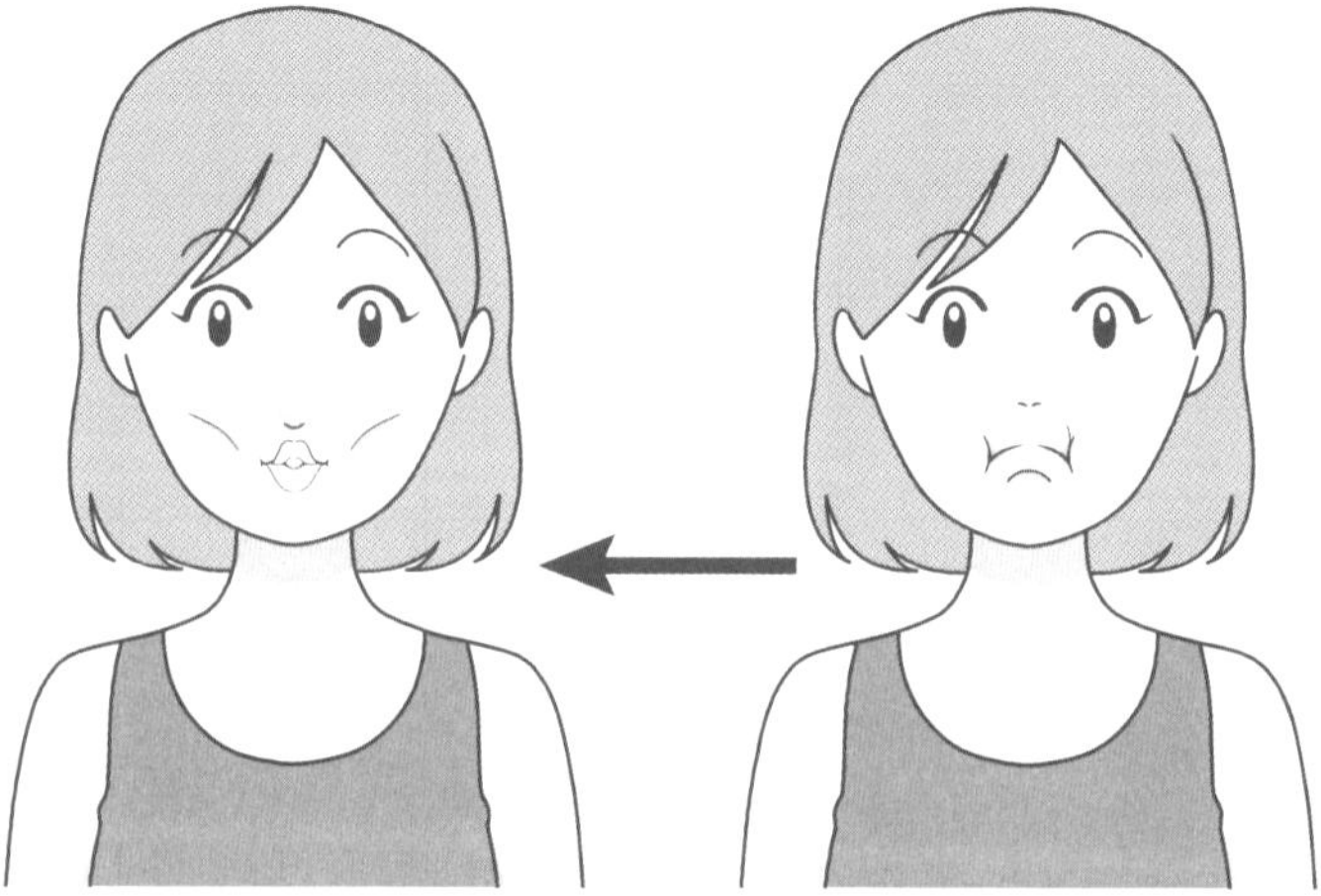

②口を閉じたまま、舌の先を
左右のほほの内側に
順番にタッチさせます。
左右で10回繰り返しましょう。

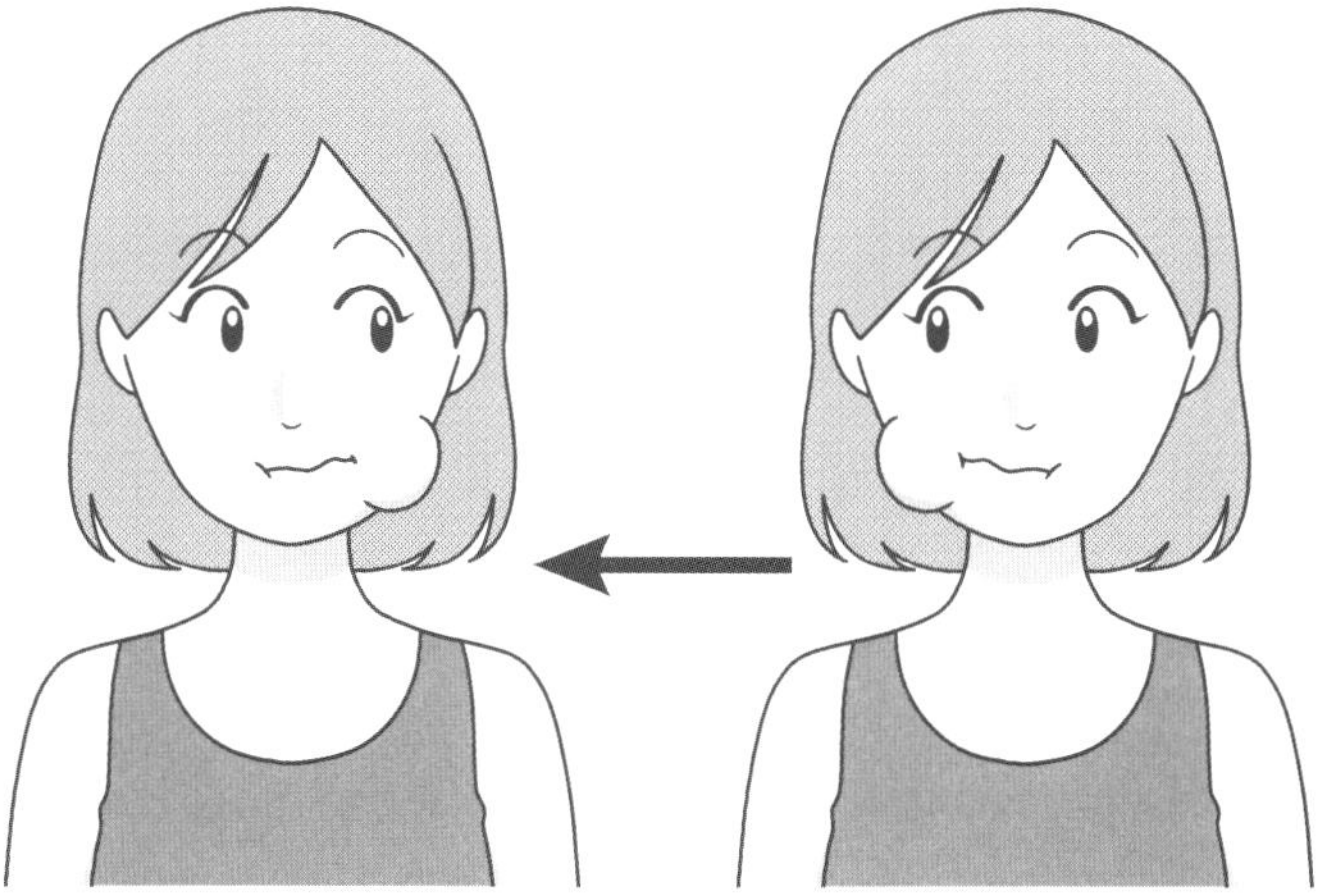

③割り箸など、細長いものをくわえ、20秒間、そのままホールドします。

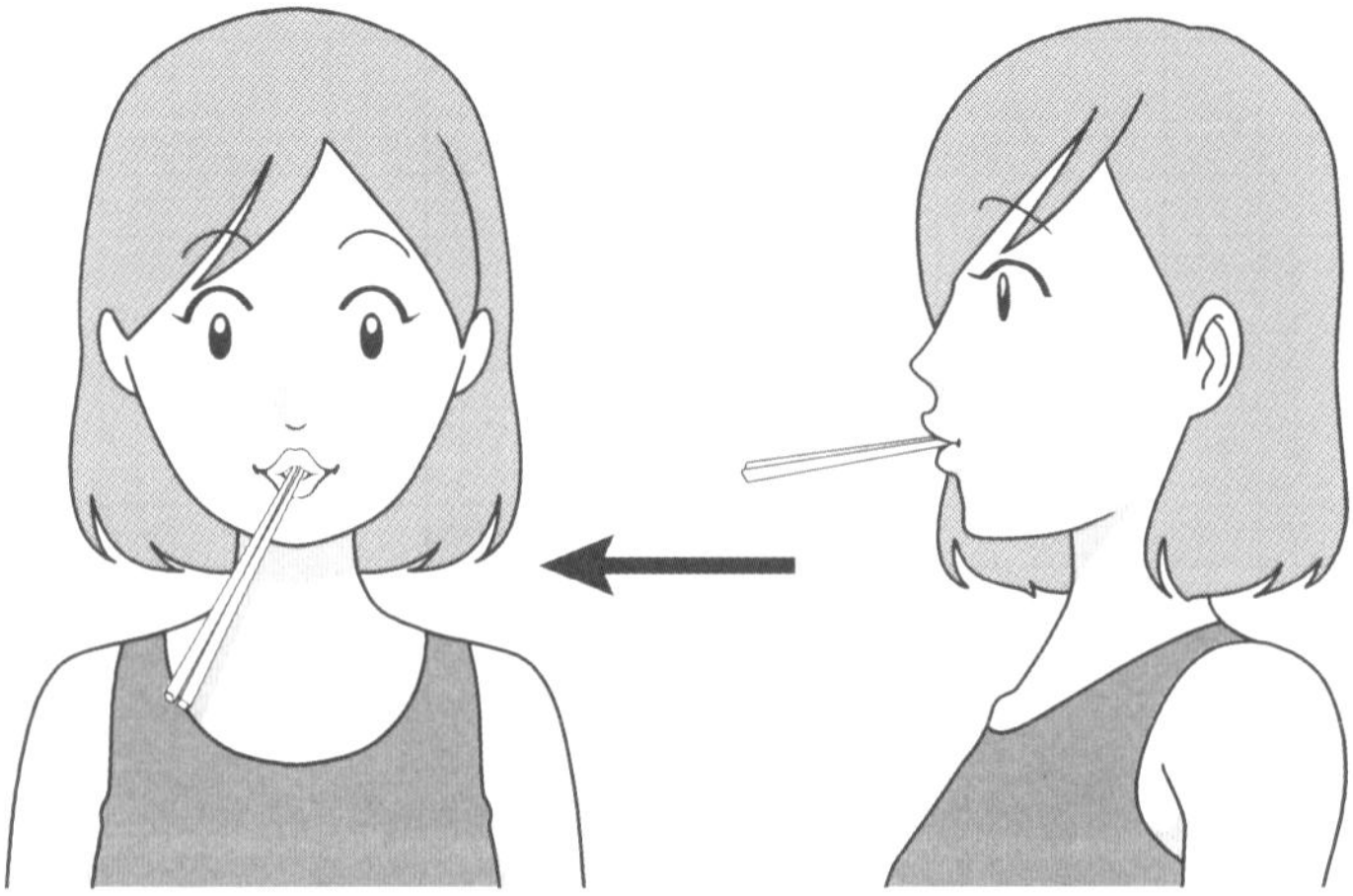

自律神経を整えて、全身を活性化する「ニコニコジャンプ」

これまでも、私の著書『目は1分でよくなる!』『耳は1分でよくなる!』などで、ジャンプや縄跳びなどを、お勧めしてきました。

なぜなら、ジャンプは、道具を使わなくてもその場ですぐにできる、究極の全身運動で、血流をぐんぐん促すからです。

さらに、ジャンプでカラダが上下に揺れることで、胃腸を動かし、働きを活発にします。

こうすることで、副交感神経が活性化し、自律神経のバランスが整うのです。

本書では、いつものジャンプに、さらにだ液の分泌を促し、副交感神経を活性化するテクニックを取り入れました。

1分を目安に、行ってみましょう。

①両足を肩幅に開いて、立ちます。

②肩、ひじ、ひざ、手首の力を抜いて、軽く上下にジャンプします。

＊高く飛びあがらなくてもいいのです。

音や振動が気になる人や、膝を痛めている人などは、つま先をついたまま、かかとだけで上下にジャンプするだけで構いません。

その場でのジャンプが難しい方は、手すりや椅子の背などにつかまって、かかとを上下させましょう。

③ジャンプして上に跳ね上がるたびに、口角を持ち上げ、にっこり笑顔になります。

＊ジャンプしているときに、口を開けたり、舌を出したりしないでください。

あくまでも、口角だけを上下させます。

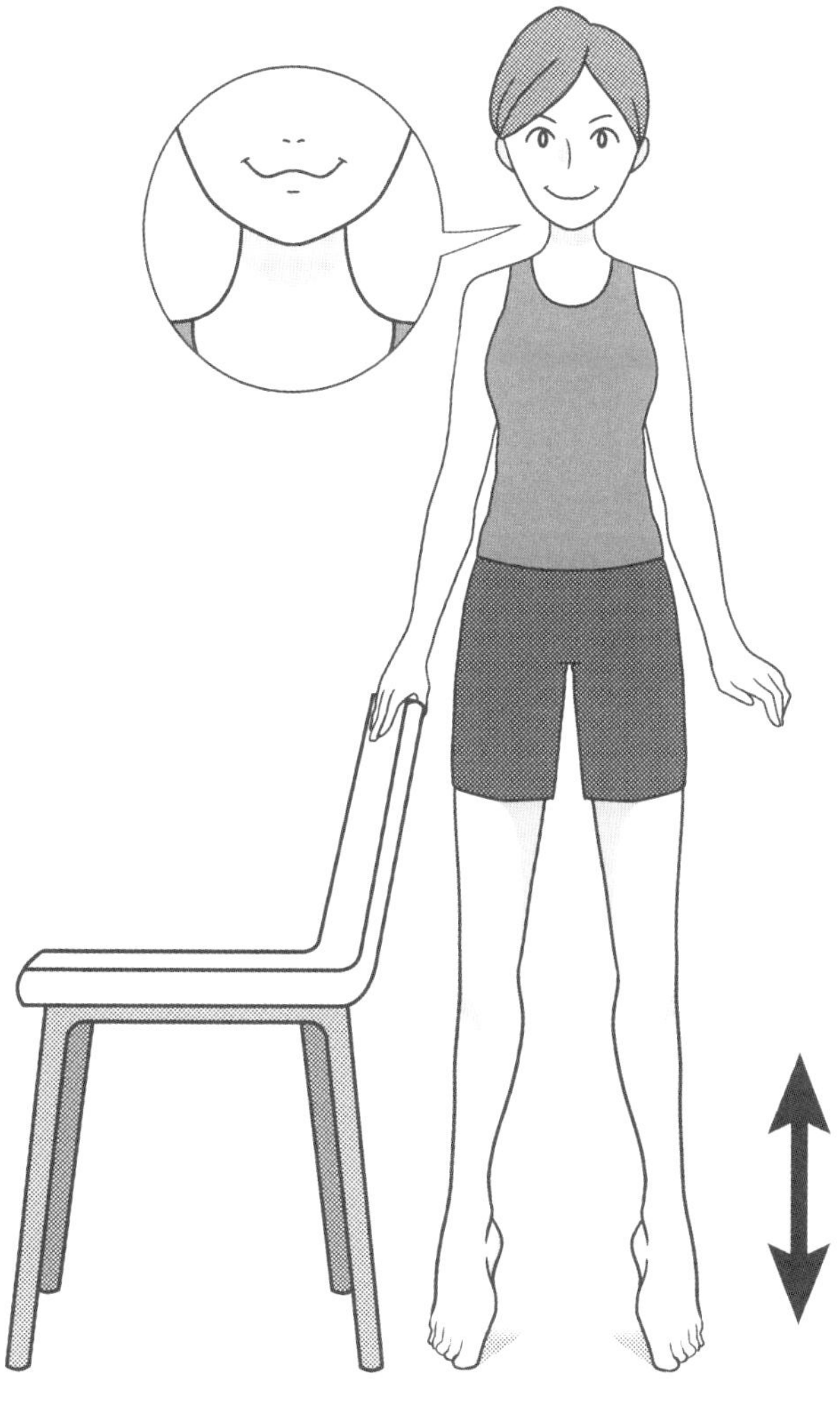

④足が床に着くときは、口角をもとに戻すことを繰り返します。

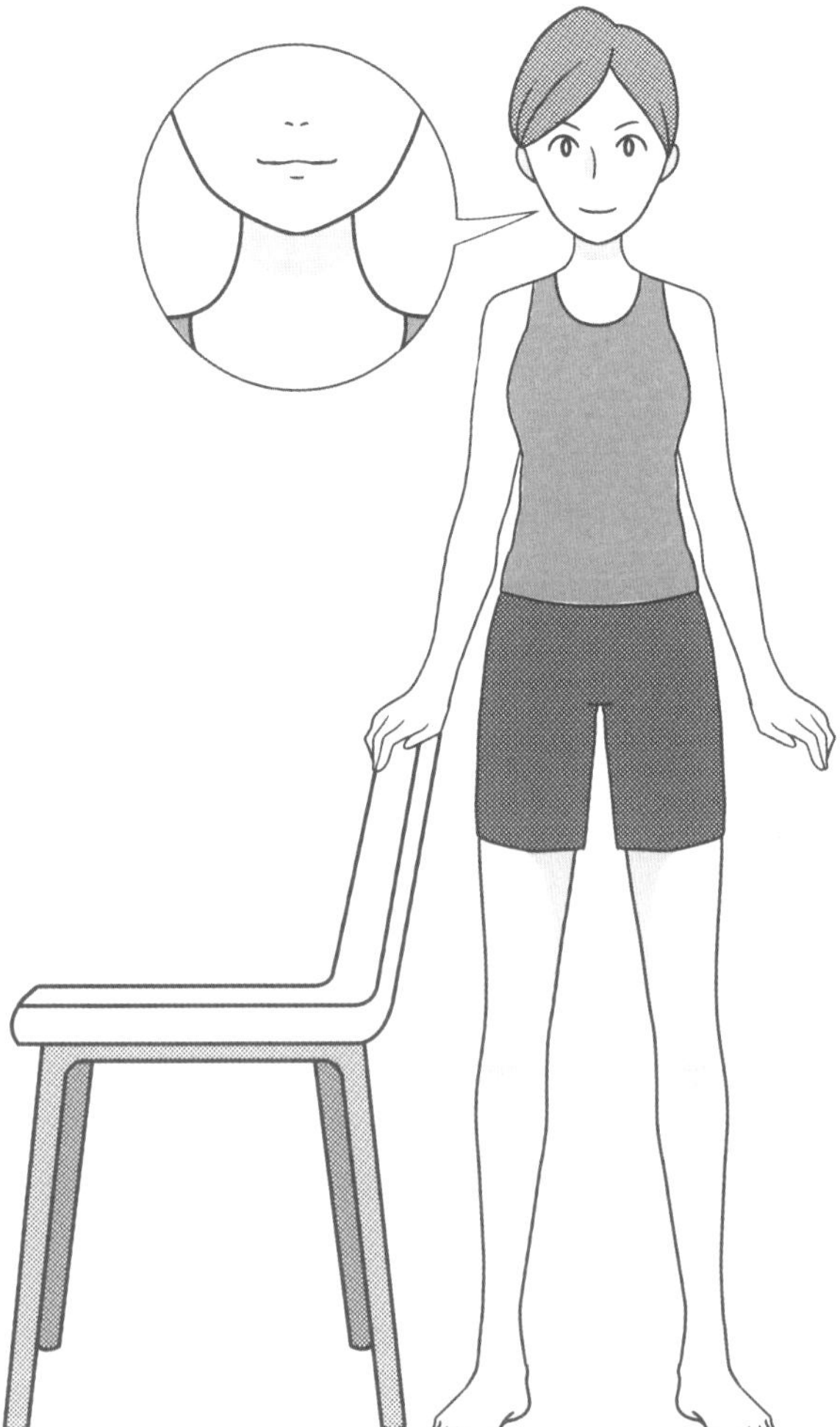

ジャンプをすることで、酸素をたくさん取り込み、深い呼吸になります。
さらに、口角を上下させることで、だ液腺が刺激されて、分泌を促します。
また、副交感神経が活発になれば、だ液の分泌量が増加します。

第5章

今すぐ始めよう！だ液を増やす生活

多くの人が「口が乾きやすい」生活を送っている

多くの人は、無意識のうちに、自律神経が乱れがちな生活を送っています。

朝、起きたら、急いで顔を洗って歯を磨く。

バタバタと身支度をして出かける。

出勤しないまでも、子どもや家族のご飯の支度をして、送り出したり、家事をしたりする。

そうして、慌しく1日をスタートした後も、やるべきことに追われ、「急いで」「効率よく」ものごとをこなそうとします。

また、時間的に忙しいことに加え、「将来、年金が足りなくなるかもしれない」「子どもの成績が思わしくない」など、気がかりなことも多く、気持ちの面でも落ち着くヒマがありません。

すると、どうしても、交感神経が優位になり、自律神経のバランスが乱れます。

そして、副交感神経が司っている、だ液の分泌が減少し、口が乾きやすくなってしまうのです。

さらに、だ液が少なくなれば、だ液自体が口の環境を整え、免疫力を高める働きまで衰えます。

そして、じわじわと、健康が蝕まれていくのです。

でも、

「そんなことをいっても、急に生活は変えられない」

という人がほとんどでしょう。

しかし、自律神経は、毎日の生活で乱れやすい反面、ちょっと意識するだけで、ずいぶん整えることもできるのです。

これまでご紹介したエクササイズも、難しいものは一つもなかったはずです。

普段の生活の中で、深い呼吸をしてみたり、仕事や家事の合間に、背中をひねったりジャンプしたりするだけで、体調はぐんと改善します。

同じように、本章でご紹介する生活習慣も、これまでの生活を変える必要はほとんどありません。

これまでの生活の中で、できること、やりやすいことから取り入れていただければ、気づいたときには、「そういえば、ずいぶん元気になった」と思えるようになっているはずです。

「だ液を増やす生活」３原則

①朝食は必ず食べる

巷に出回る健康法のなかには、「１日１食」「朝食抜き」など、食べる回数を減らすものが少なくありません。

もちろん、内臓を休め、過度なカロリーを摂りすぎないために有効な一面もあるでしょう。

ただ、私は、自律神経を整え、だ液の分泌を促すためには、朝ごはんは必ず食べて欲しいと思っています。

なぜなら、朝食を食べることで、胃腸に刺激を与えることができるからです。

胃腸が働き始めると、副交感神経が活性化されます。

食事の回数が少ないと、それだけ、副交感神経を活発にするチャンスが少なくなってしまうのです。

さらに、ものを食べれば、何も口にしないときよりも、だ液の分泌が活発になります。そのうえ、内臓が動くことで、全身の血流も促されるのです。


食事の内容は、好みのもので構いません。

朝からしっかりご飯が食べたい人は、ご飯にお味噌汁。

また「朝は、あまり食欲がない」という場合は、フルーツにヨーグルトでもいいのです。

とにかく「朝、何かを口にする」ことが大切なのです。

②食べものを口にしたらよく噛む

食べものをあまりよく噛まないで飲み込むと、どこかせわしく感じられませんか？

それに比べて、ゆっくりよく噛むと、気持ちが落ち着き、心が穏やかになるはずです。

心がリラックスすれば、自律神経は副交感神経優位になります。

すると、サラサラだ液がたくさん分泌されるようになるのです。

　また、もちろん、よく噛むことは、だ液腺を刺激し、たっぷりと質のいいだ液の分泌につながります。

　目安としては、食べ物を一口、口に入れたら30回くらい噛むのが理想です。

　ただ、ちょっと難しいと感じるなら、最初は10回くらいから初めて、少しずつ回数を増やしていくといいでしょう。

③こまめに水分を摂る

　私たちが生きていくために欠かせないのが水。

　その水の摂取量が少ないと、厚生労働省が「健康のために水を飲もう」という、推進運動を行っています。

　もちろん、だ液を増やすためにも、絶対に必要なのが水です。

　人間は、尿や便、そして呼吸や汗などで、1日に2・5リットルの水分を排泄していると言われています。

食事から得られる水分が約1リットル、そして、体内でつくられる水分が約0・3リットルとすると、水として補給するのは、目安として1・2リットルは必要です。

「お茶やコーヒーはよく飲むよ」

という人が多いかもしれません。

でも、紅茶、コーヒー、緑茶など、茶葉などから抽出された、さまざまな成分を含む飲み物は、水よりも体内に水分が吸収されにくく、また、さらに、含まれるカフェインには利尿作用があるため、水分の排出が促されます。

また、ジュースなどの清涼飲料水には、砂糖がかなりの割合で入っています。生成された白砂糖は、血糖値を乱高下させるため、自律神経によくない影響を及ぼします。

健康であるため、そして、だ液を生み出すためにも必要なのは、コーヒーやお茶ではなく、「水」がいいのです。

だ液を増やす生活

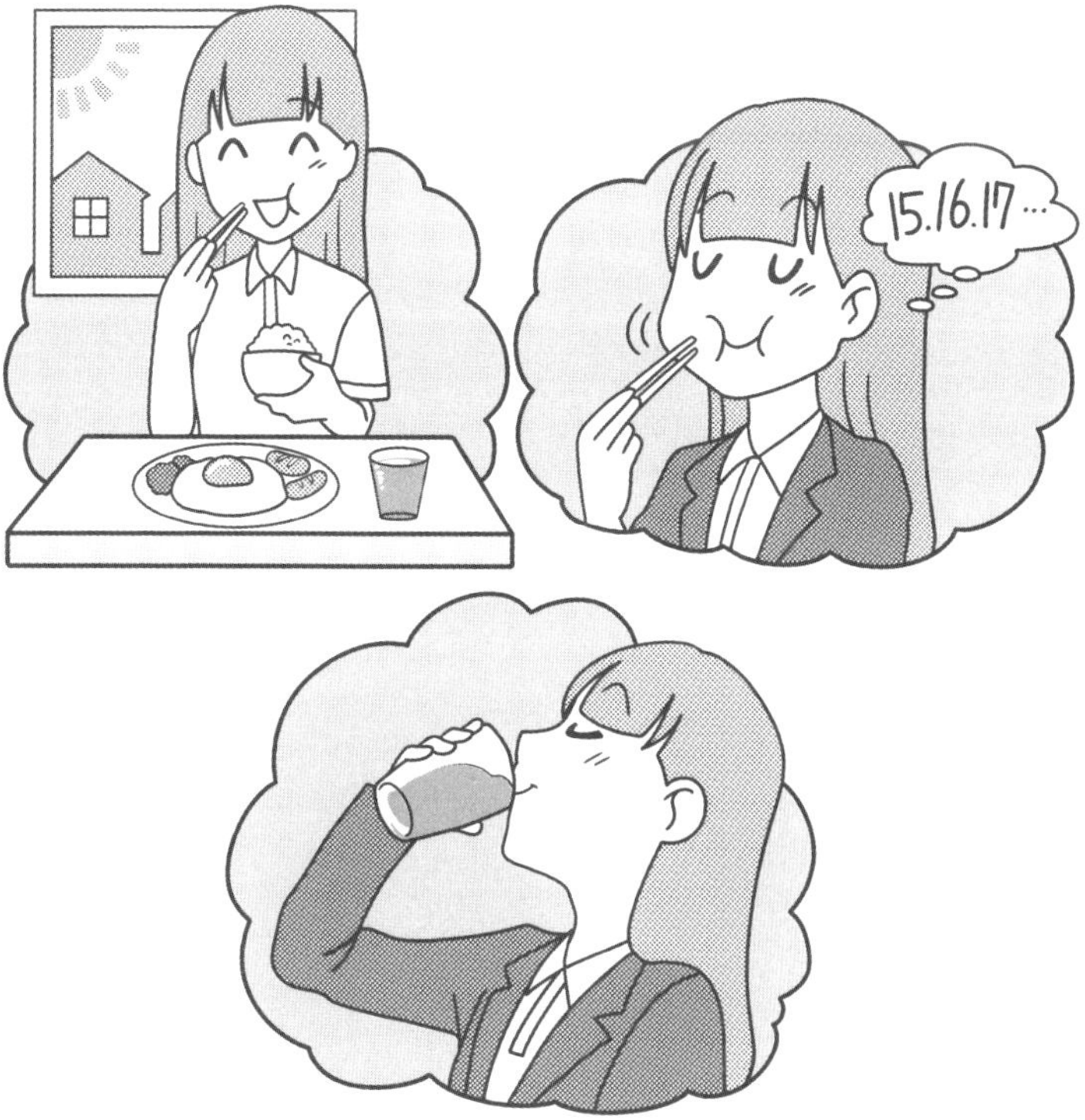

だ液を増やす「食」

①だ液を増やす栄養素が含まれた食材を摂る

○亜鉛

私たちの生命活動に深くかかわる必須ミネラルのひとつ、「亜鉛」が不足すると、だ液分泌が悪くなり、味覚障害を引き起こしやすくなるといわれています。

亜鉛は体内で合成できないため、食べものから取り入れる必要があります。

亜鉛を多く含む食材

・ごま・海藻・ブロッコリー・豆類、納豆・カキ（牡蠣）・ホタテ

なお、亜鉛とともに、たんぱく質や、ビタミンCやクエン酸を含む食材（酸っぱい

もの）、その他ビタミンやミネラル類を摂ることで、亜鉛がよりよく吸収され、効率的に体内で使われるようになります。

「酸っぱいもの」は、だ液の分泌量を増やすので、一石二鳥ですね。

◯うま味成分「グルタミン酸」

グルタミン酸は、昆布などに含まれる、代表的な〝うま味成分〟のひとつ。「味を感じる細胞」である味蕾《みらい》にこのグルタミンサンが到達すると、だ液の分泌が促進されます。

グルタミン酸を含む食材を食事に摂り入れるほか、お茶の代わりに昆布茶を飲むのもいいでしょう。

昆布茶はカフェインレスなので、カフェイン飲料を控えるためにも積極的に取り入れたいものです。

グルタミン酸を含む食材

・ワカメや昆布ほか海藻類・大豆・アーモンド・ごま

・味噌やチーズなどの発酵食品など

なお、よく食品原材料のリストに「調味料（アミノ酸）」と書かれているのを見かけますが、このアミノ酸とは、グルタミン酸ナトリウムという人工的に作られたグルタミン酸もどきです。

天然のグルタミン酸とは反対に、だ液減少のモトになる化学調味料ですので、注意しましょう。

◯知る人ぞ知る、玉ねぎの「だ液分泌パワー」

玉ねぎに含まれる「ケルセチン」という物質には、だ液を増やす効果があることがわかっています。

ただ、玉ねぎ本体にも含まれてはいるのですが、皮のほうが本体より20倍ものケルセチンを含んでいるとのこと。

カレーやシチューなど長時間煮込む料理なら、皮がついたままでも食べやすくなります。

だ液を増やす食材

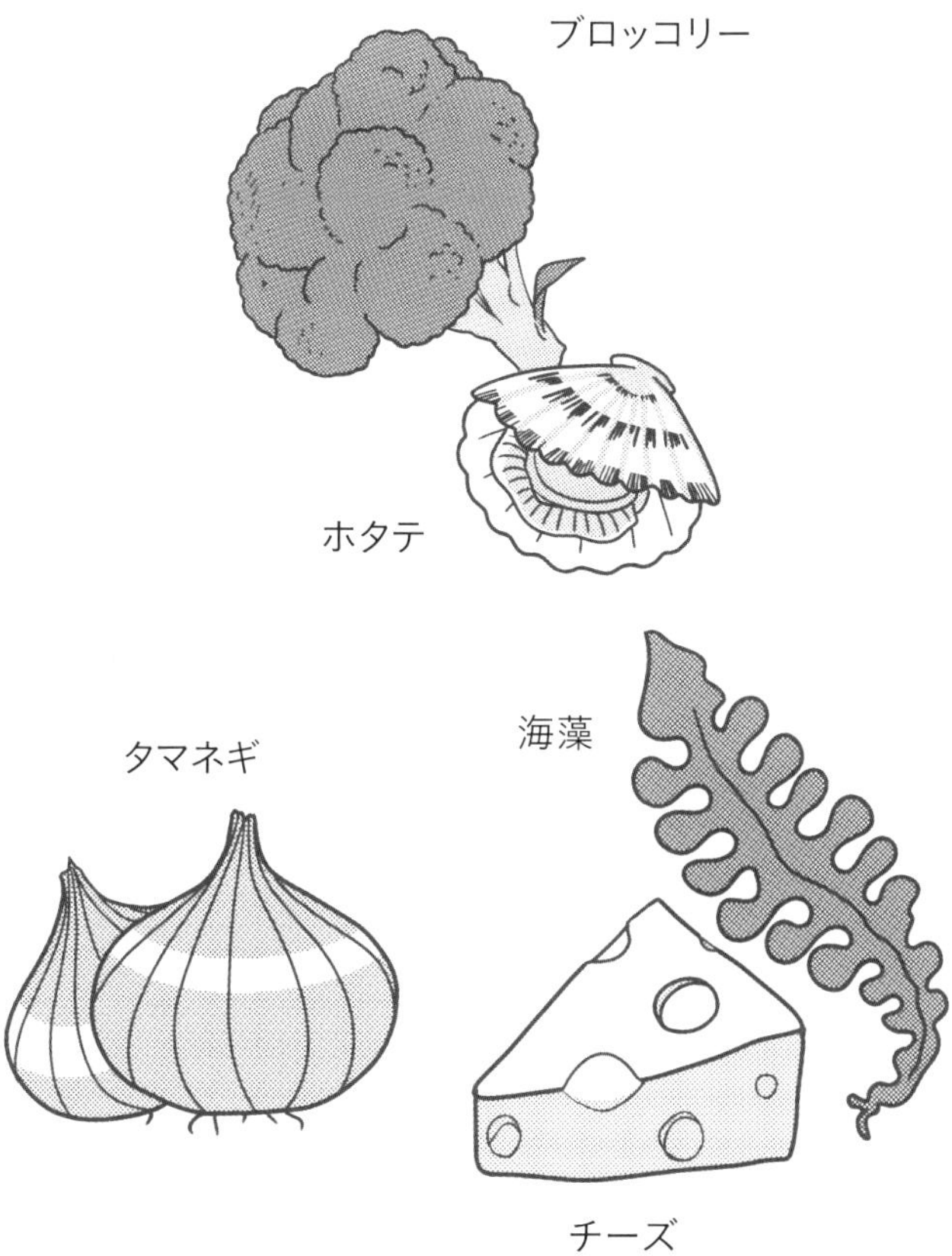

また、皮をよく洗い、お湯を沸かした鍋で5分くらい煮出した汁を、スープなどに使うのもいいでしょう。

②食品添加物・化学調味料はなるべく摂らない

食品添加物には、合成保存料、防腐剤・防カビ剤、酸化防止剤、甘味料、着色料、発色剤、漂白剤などがあります。

食品添加物は、だ液分泌に関わるミネラル、亜鉛の吸収を妨げる作用があります。また、内臓に負担をかけるため、その働きを担う副交感神経に影響し、自律神経を乱す可能性も否定できません。

ただ、現代の生活では、完全に化学物質を避けるのは難しいかもしれません。そこで、まず、できることとして、なるべく、塩、味噌、醤油などの、家庭で使う調味料は、天然の素材を使ったものを選びましょう。

持ち帰りの惣菜を食べるときでも、一緒についてくるお醤油は使わずに、自分で選んだものを使ってください。

その調味料、安全ですか？

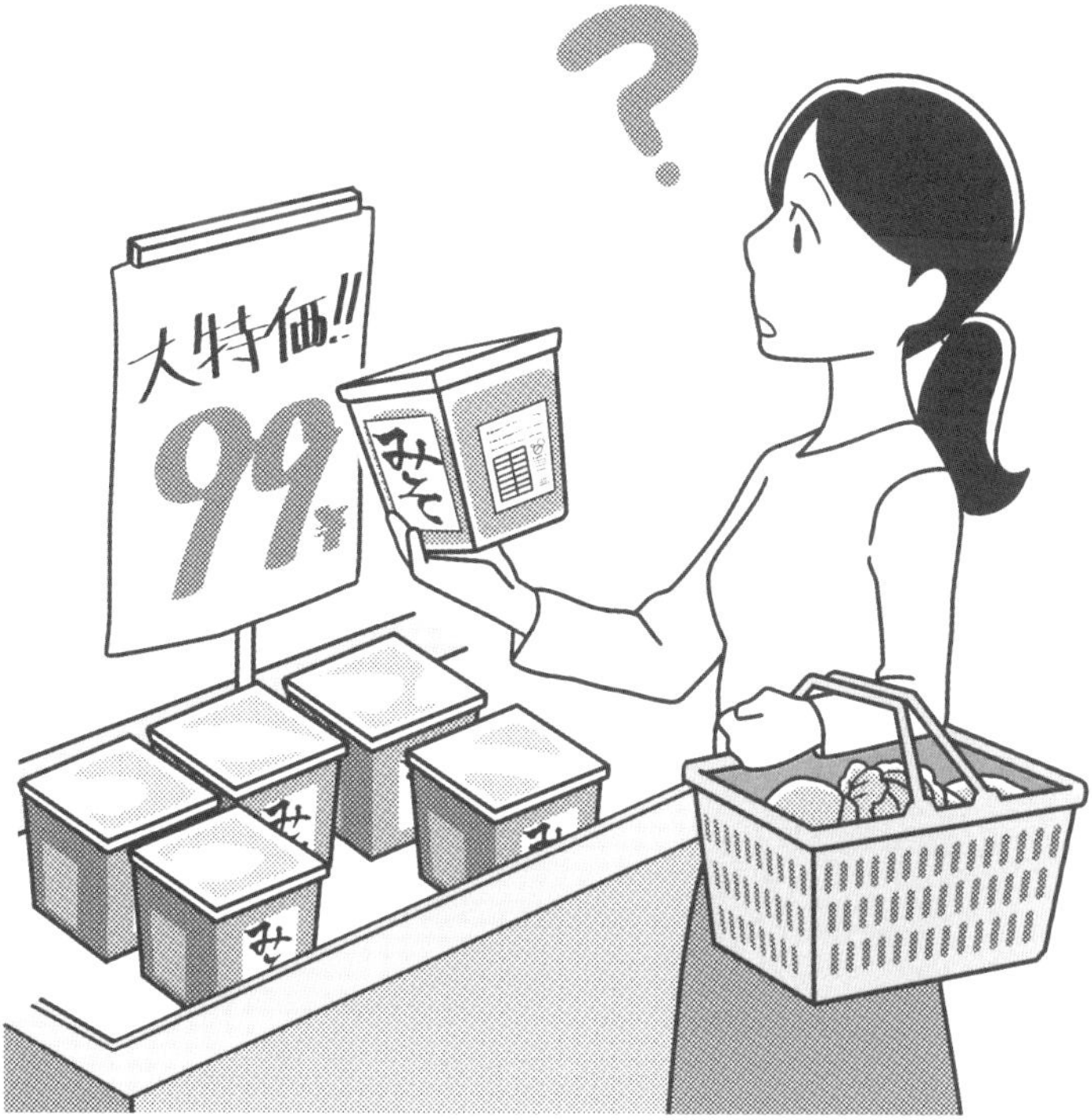

次に、忙しくて、レトルトやコンビニのお弁当を食べる日が続いたら、休みの日には、家でご飯を炊くなど、自分でつくる日を増やしてみてください。

こうして、少しずつ意識をするだけで、カラダに取り入れる添加物の量は減っていくはずです。

③歯ごたえがあるものを食べる

よく噛んで食べると、サラサラのだ液がたっぷり分泌されます。

でも、豆腐やおかゆなどの、歯ごたえが弱いものは、そうそう噛み続けるわけにはいきませんね。

そこで、よく噛んで食べるために、歯ごたえがあるものを取り入れるようにしましょう。

ごぼう、人参、レンコンなど繊維質が多い野菜、するめ、煮干し、ビーフジャーキーなど乾燥させたもの、たこやイカなどの魚介類、そして、たくあんなどの漬物や軟骨が入った肉団子などもいいでしょう。

歯ごたえがあるものを食べよう

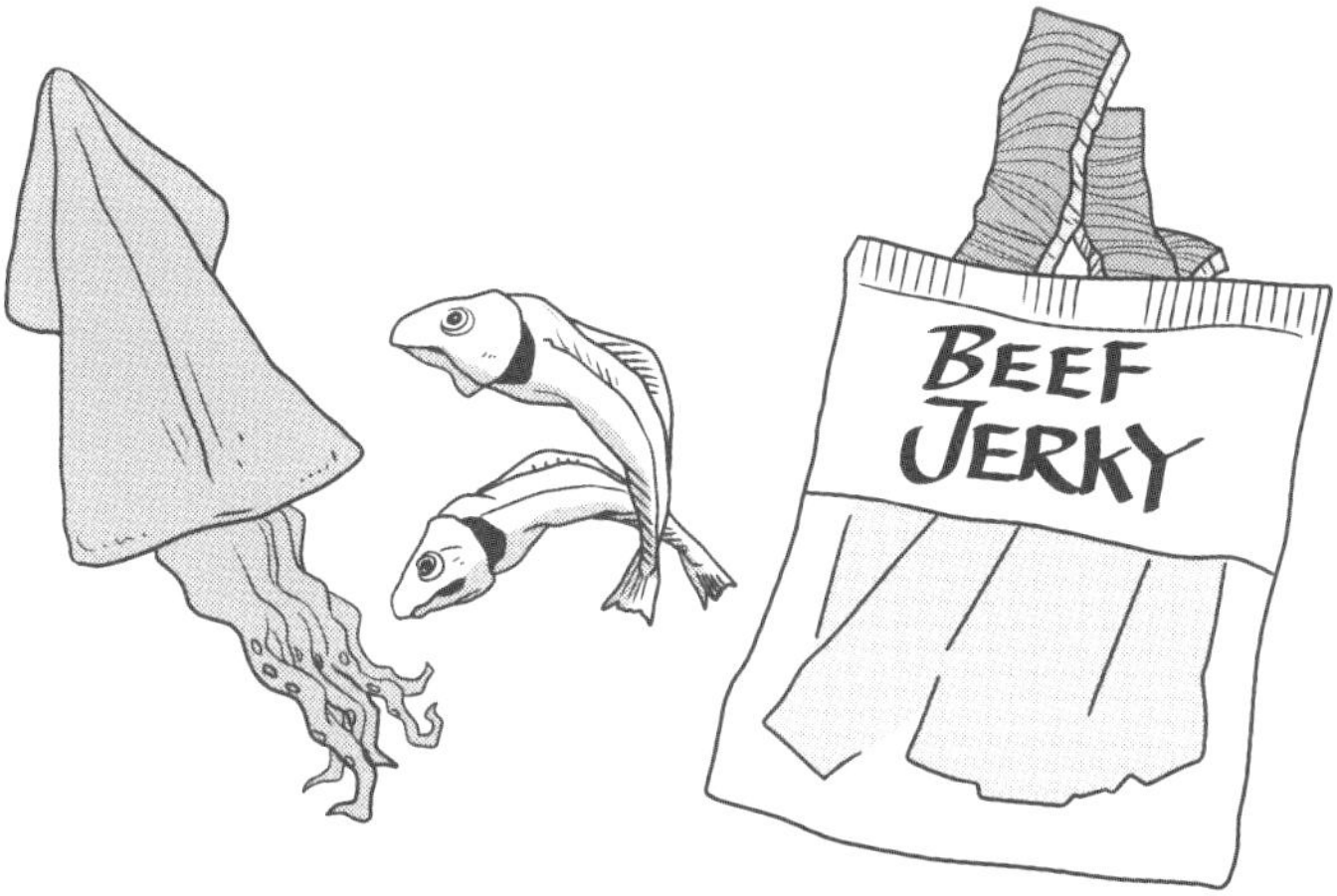

だ液を増やす「衣」

①体に負担のかかる服は着ない

衣服はほんらい、カラダをさまざまな刺激から守ってくれるものです。

それなのに、体に違和感や刺激を与えてしまうものも少なくありません。

たとえば、チクチクして肌触りが悪い、重くて動きにくい、締め付け感があるなどです。

こうした衣服は、ストレスになり、自律神経を乱す大きな原因となります。

特に、女性の場合、窮屈な幅の狭い靴や、カラダを締め付ける下着などを身につけると、自律神経とだ液の分泌に悪影響を及ぼしますので、気をつけましょう。

②天気の悪い日は明るい色を身につけよう

現代人の多くは、交感神経が過剰に働いています。

でも、実は、天気が悪い日は、どんな人でも、副交感神経がぐんと活性化されます。

「天気が悪いと、なんだかだるい」

「雨が降ると、やる気が出ない」

というのは、決して怠けているわけではなく、無意識のうちにカラダが反応しているのです。

そんなときは、赤や黄色など、明るい色の服を身につけて、交感神経を活性化させましょう。

スーツを着なければならないビジネスマンでも、ハンカチやソックスを明るい色に変えることくらいならできるはずです。

そうして、いつもとは反対のバランスになりがちな自律神経を整えて、だ液の分泌を増やしましょう。

だ液を増やす「住」

①よく眠れるよう工夫をする

よい睡眠がとれている人は、寝ている間に副交感神経が優位になり、結果的に、自律神経のバランスが整います。

そして、サラサラのだ液がしっかり分泌される、健康な体に近づきます。

「眠る」ことは、自律神経のバランスをよくするために、欠かせない、大きな要素の一つです。

では、「よい睡眠」とは、いったいどんなものか。

私は、まず、深夜になんども目が覚めないことだと考えます。とちゅうで覚醒すると、なかなか副交感神経が優位になりにくいのです。

次に、やはり、ある程度の時間は確保して欲しいと思います。人によって、どのくらい眠れば疲れが回復するのかは差がありますが「目がすっきりと覚める」「日中に眠くならない」などを目安にするといいでしょう。

そんな状態になるためには、最低でも6時間は眠って欲しいものです。

中医学でも、睡眠は、人間の生命活動に必要な3つの要素である、「気（エネルギー）」「血（血液）」「水（体液）」のうち、「気」を補う養生として、とても大切だと考えられています。

ここでは、よい睡眠をとるために、簡単にできることをご紹介しましょう。

○照明を工夫する

「眠気」を感じているとき、私たちの体の中では「メラトニン」という、いわゆる〝睡眠ホルモン〟が分泌されています。

このメラトニンが、「これから寝るぞ」というときにちゃんと分泌されないと、なかなか寝つけなくなってしまうのです。

メラトニンは光の影響を強く受けるため、照明を工夫すると、眠りにつきやすくなります。

ベッドに入る直前まで、蛍光灯の強い光のもとでテレビを見たり、パソコンやスマホの画面を見たりしていると、メラトニンの分泌が抑えられてしまいます。

日が暮れた後の家の中の照明は、天井から降り注ぐ、直接照明ではなく、照明カバーや傘のついたスタンドなどによる間接照明のやわらかい光がオススメです。

○

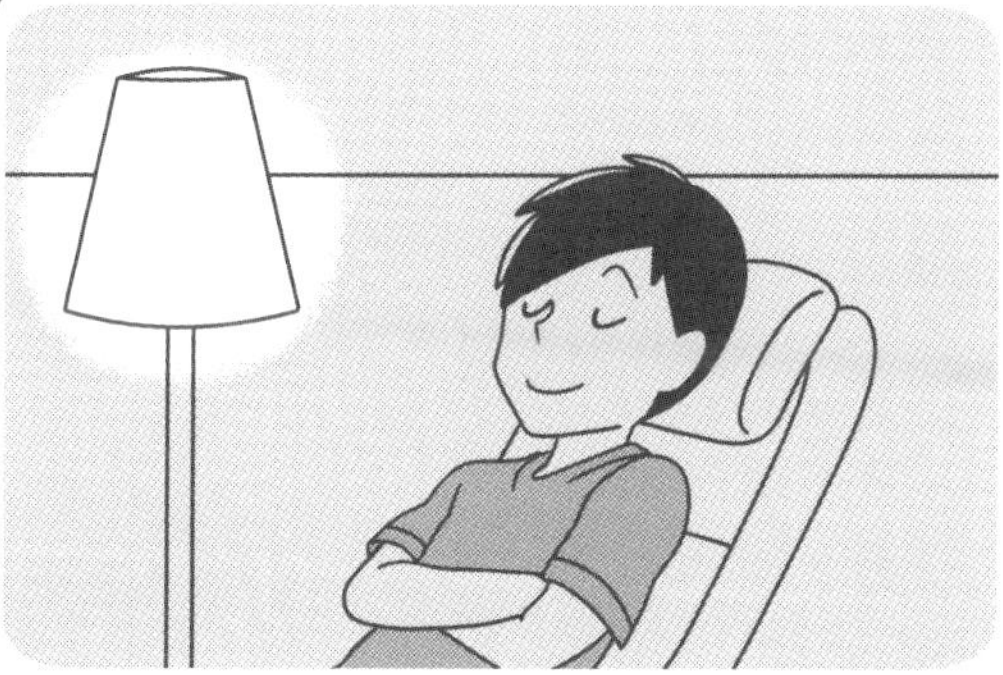

×

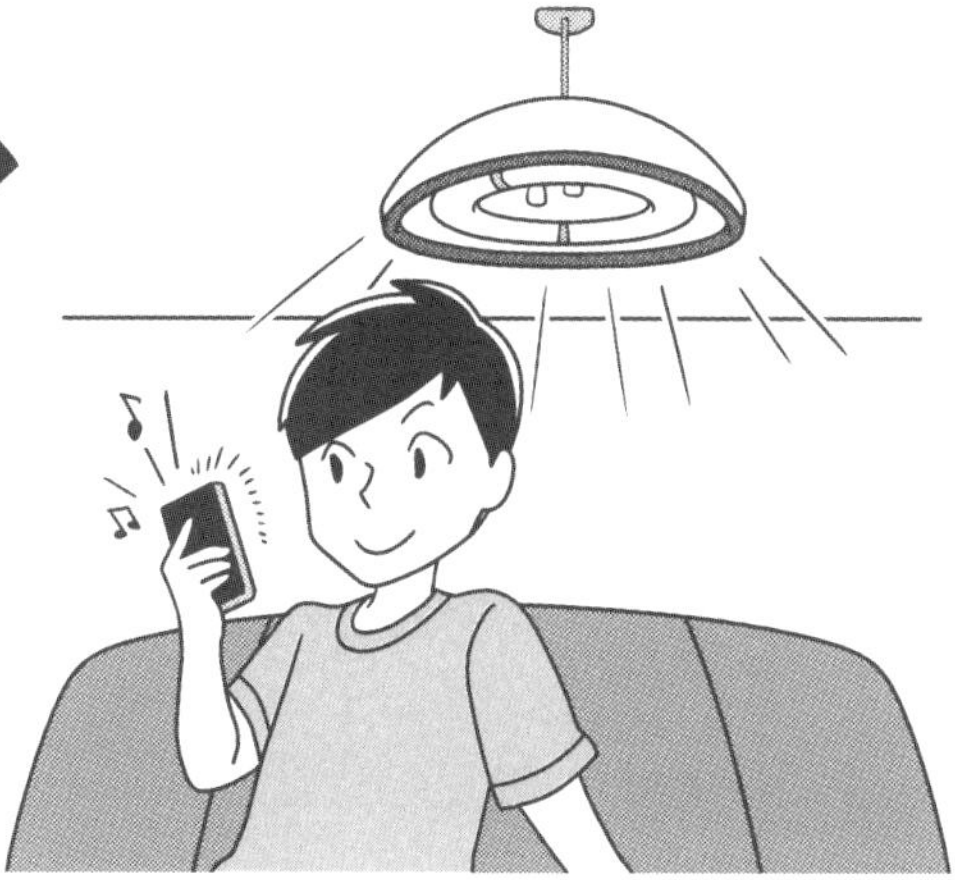

◯眠る部屋はできるだけ暗くする

メラトニンは、豆電球ひとつくらいの明るさでも、反応すると言われています。

そのため、眠りにつくときは、照明は消して、暗い部屋で眠るとぐっすり眠れるはずです。

都会では、夜でもビルのネオンや街灯の光で外が明るいことが少なくありません。

そんなときは、遮光カーテンを活用するといいでしょう。

そのかわり、朝、目覚めたら、朝日の光をたっぷり浴びて下さい。

体内時計がリセットされ、新たな1日のリズムがスタートします。

また、早い時間に光をたっぷり浴びることで、メラトニンの原料となる、セロトニンがしっかり分泌されるので、夜、眠りにつきやすくなるのです。

○

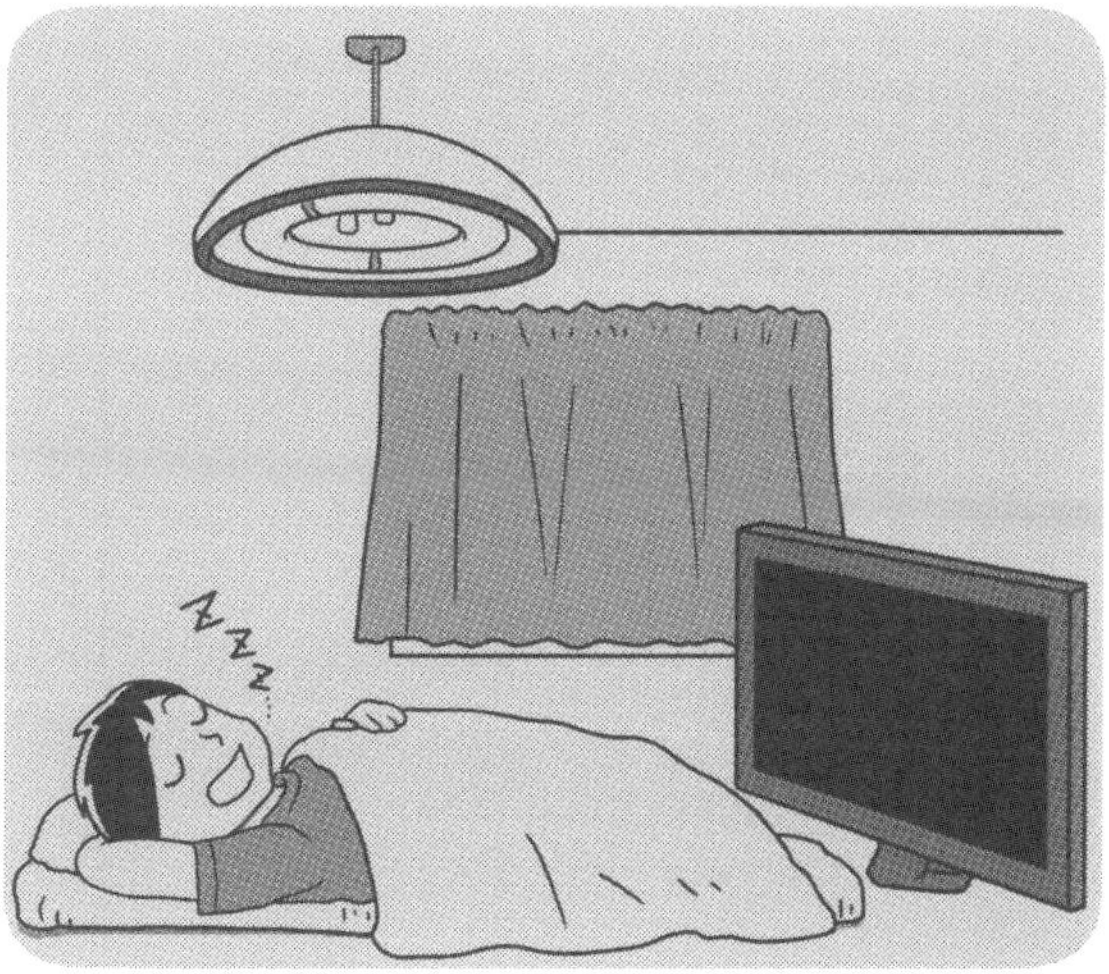

×

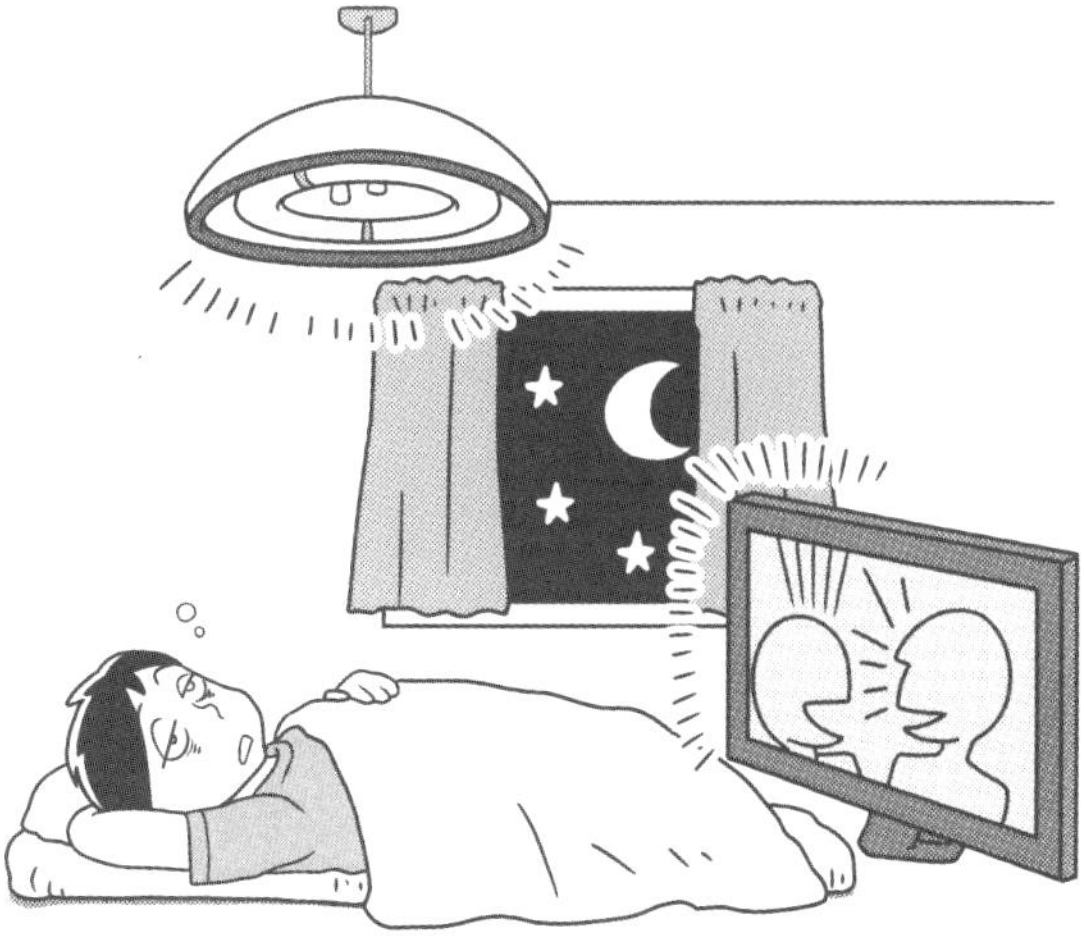

◯寝室のインテリアや寝具は、寒色系や落ち着いた色を選ぶ

「色」は、心身に影響を及ぼします。

受刑者同士のトラブルが絶えなかったアメリカのある刑務所で、壁の色を冷たいグレーから穏やかなピンクに替えたところ、トラブルが減り、また受刑者の更生率も上がったというデータがあるそうです。

自律神経にかんしていえば、

・赤やオレンジなどの暖色系の色、ビビッドなど鮮やかなトーンの色は交感神経を優位にする

・青や緑などの寒色系の色や、パステルなど淡いトーンの色は、副交感神経を優位にする

という事実があります。

そのため、色を上手に「よい睡眠」に活用するためには、寝室は、ブルー系やグリーン系、あるいはベージュなど落ち着いた色、淡いトーンの色でまとめると、安眠効果

が得られやすいといえます。

寝室と居間が同じ空間であるなら、寝具の色や、眠るときに見える天井の色を、このような色でまとめるといいのではないでしょうか。

○週に１日は「睡眠」を優先する日にする

「よい睡眠をとりたい」

と思っても、現実的に厳しい人もいるでしょう。

帰宅がいつも遅く、食事もままならない人も少なくないかもしれません。

そうした場合は、最低でも、週に1日だけ、絶対に睡眠時間を死守する日をつくって下さい。

平日でも週末でも構いません。

その日だけは、早く帰り、テレビを見てダラダラ過ごしたりせず、夕食を食べてお風呂に入って寝る。

とにかく「寝る」ことを一番に考えて行動する。

そんな日が、１週間に１日でもあれば、自律神経の乱れを、ある程度、食い止めることができるのです。

②心地よい空間をつくる

眠るときにスムーズに副交感神経に切り替えるためには、家の中で「心地いい空間」をつくり、寝る前には必ずそこで過ごして、心身をリラックスさせてみましょう。

お気に入りの椅子があれば、そこに座る。

本棚の一角に、気に入ったものを集めたコーナーをつくり、眠る前にはお気に入りのグッズを眺める。

また、リラックスできるアロマオイルなどを香らせるのも効果的です。

ちなみに、一般的に、リラックス効果がある（副交感神経を優位にする効果がある）とされるアロマオイルには、次のようなものがあります。

○

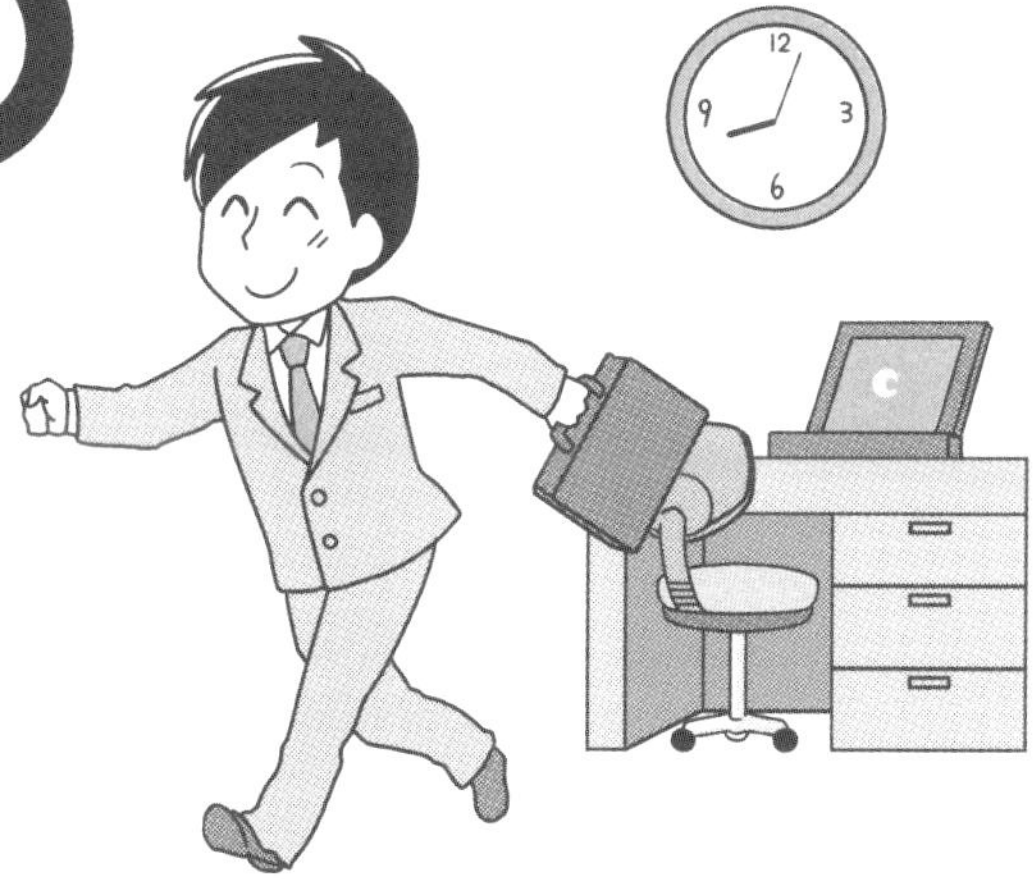

×

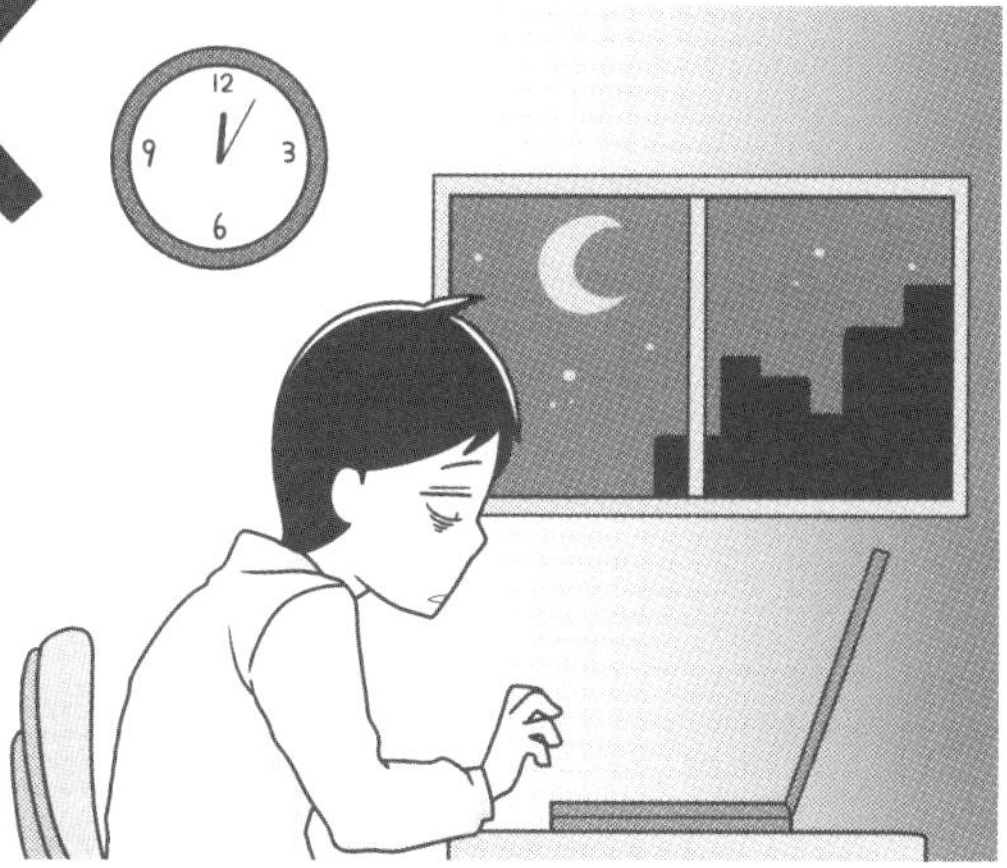

リラックス効果のあるアロマオイル

・カモミール（カミツレ）・ラベンダー・ゼラニウム・サンダルウッド

・ネロリ・フランキンセンス・オレンジスイート

眠る前に、必ず、カモミールなどのハーブティを飲むのもいいでしょう。

あとがき

自律神経は、あなたのカラダをいつもよい状態に維持しようと、
24時間休むことなく働き続けています。

けなげな自律神経は、疲れても、バランスが乱れても、めったに弱音を吐きません。
そのため、自律神経が衰えていても、なかなか気づきにくいのです。

また、自律神経が弱ると、生命活動そのものが衰えるため、
私たちが持つ「見る」「聞く」「嗅ぐ」「味わう」「触れる」という五感が鈍くなります。
それが、視力や聴力の衰えにつながるのです。

また、五感の働きが少しずつ弱っていくと、
カラダの微妙な変化がわからなくなります。

そして、少しずつ体調を崩していき、

気づいたときは、大きな病気の一歩手前になってしまうのです。

＊　＊　＊

あるとき、お母さんが、21歳の大学生のお嬢さんを連れて治療院に来ました。

この女子大生は、栄養学を専攻しており、

毎日、きちんとカロリー計算をした食事をし「体を動かすのが好き」とのことで、

ウォーキングもしていました。

一見、健康でなんの問題もないように見えるし、

本人も「どこも悪くない」と言います。

ところが、お母さんは「なにか、おかしいから診察してくれ」と譲りません。

そこで、問診をしてから検査をすると、

自律神経が大きく乱れていることがわかります。

中医学で「痛点」と呼ばれるツボを押しても、

痛みをまったく感じないというのです。

「これは、もしかしたら、大きな病気が潜んでいるかもしれない」

と、全身を確認すると、

思った通り、胃腸がまったく働いておらず、栄養失調になりかけていたのです。

本人は「無理をしている」自覚がなかったのですが、

勉強にアルバイトと忙しく、寝る間を惜しんで動いていたため、

自律神経がすっかり衰えてしまっていたのです。

＊　＊　＊

自律神経については、今だに科学的に解き明かされておらず、
説明できない部分も少なくありません。

ですが、自律神経を整えることは、実は、中医学では得意な分野です。
中医学の「気」は、生きる力そのものである自然治癒力に近いと私は考えており、
「気」を整えることは、自然治癒力、つまり免疫力を高めることと似ています。

そして、免疫力をアップするために、自律神経を整えるのは
「気」の流れを整えることに通じる部分が多いからです。

私は、自分の持つ、中医学と西洋医学の知識が、
一人でも多くの人を健康に導き、
幸せになるお手伝いができればと願っています。